品读生活┃优享人生

U0363395

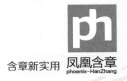

含章新实用 凤凰含章
phoenix-HanZhang

减肥瘦肚子

就这么简单

曲 影 著

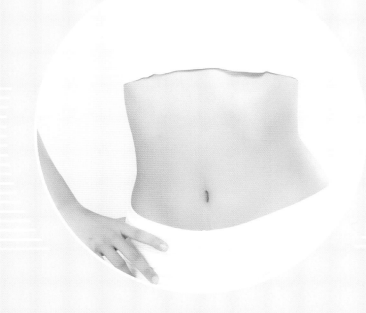

江苏凤凰科学技术出版社

图书在版编目（CIP）数据

减肥瘦肚子就这么简单 / 曲影著 . –– 南京：江苏
凤凰科学技术出版社，2019.6
ISBN 978-7-5537-9979-7

Ⅰ . ①减… Ⅱ . ①曲… Ⅲ . ①减肥—基本知识 Ⅳ .
① R161

中国版本图书馆 CIP 数据核字（2018）第 298924 号

减肥瘦肚子就这么简单

著　　　者	曲　影
责 任 编 辑	倪　敏
责 任 校 对	郝慧华
责 任 监 制	曹叶平　方　晨

出 版 发 行	江苏凤凰科学技术出版社
出版社地址	南京市湖南路 1 号 A 楼，邮编：210009
出版社网址	http://www.pspress.cn
印　　　刷	天津旭丰源印刷有限公司

开　　　本	718 mm×1000 mm　1/12
印　　　张	12
插　　　页	1
版　　　次	2019年6月第1版
印　　　次	2019年6月第1次印刷

标 准 书 号	ISBN　978-7-5537-9979-7
定　　　价	39.80元

图书如有印装质量问题，可随时向我社出版科调换。

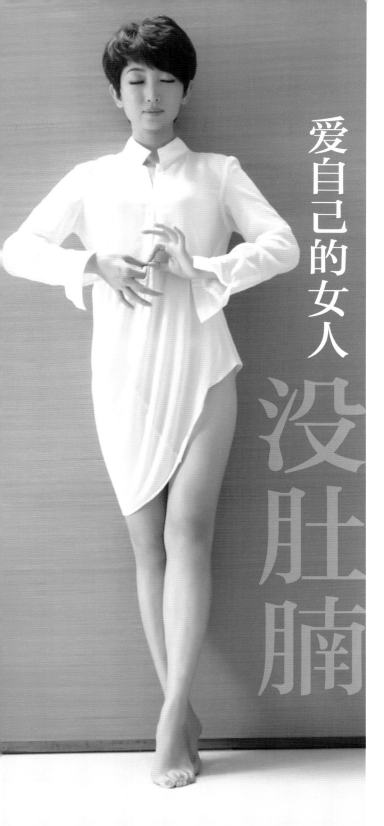

爱自己的女人没肚腩

　　胸部的迷魂阵是摆给还没开窍的男人看的，蒙不了女人。

　　女人总会装作不经意地关注同类的腰腹身段，因为那里的性感造假难度最大。

　　对于女明星，纤细、平坦、紧致、性感的腰腹至关重要。有无赘肉挂于腰间代表着她是否依然年轻、依然妩媚、依然当红、依然聘请一流的健身教练。能否成为时下最炙手可热的一线明星，要看腰部"表情"。

　　对于普通女性，是慵懒无趣的"腐女"，还是享"瘦"生活、热衷于运动的"乐活女"？是对当下生活质量毫无要求的女人，还是注重每个生活细节、珍爱自己的女人？是在岁月的侵蚀下随时准备举白旗投降的女人，还是决心将命运和时间完全掌控在自己手中的女人？是永远只能站在橱窗边暗自嗟叹的女人，还是能毫不犹豫将各种风格华丽的美丽衣服轻松带回家的女人？穿上露脐装，一目了然。

　　女人一旦拥有小肚腩，就预示着她正在随时随地地告诉全世界：不再年轻了、新陈代谢减缓了、体内毒素增多了、懒得运动了、几乎没有积极的生活态度了……

　　作为女人，挂满赘肉的腰腹不但是最为致命的美丽杀手，更是严重威胁身体健康的隐形杀手。

　　我们身体中有40%～45%的脂肪，其中5%～10%是腹腔脂肪。

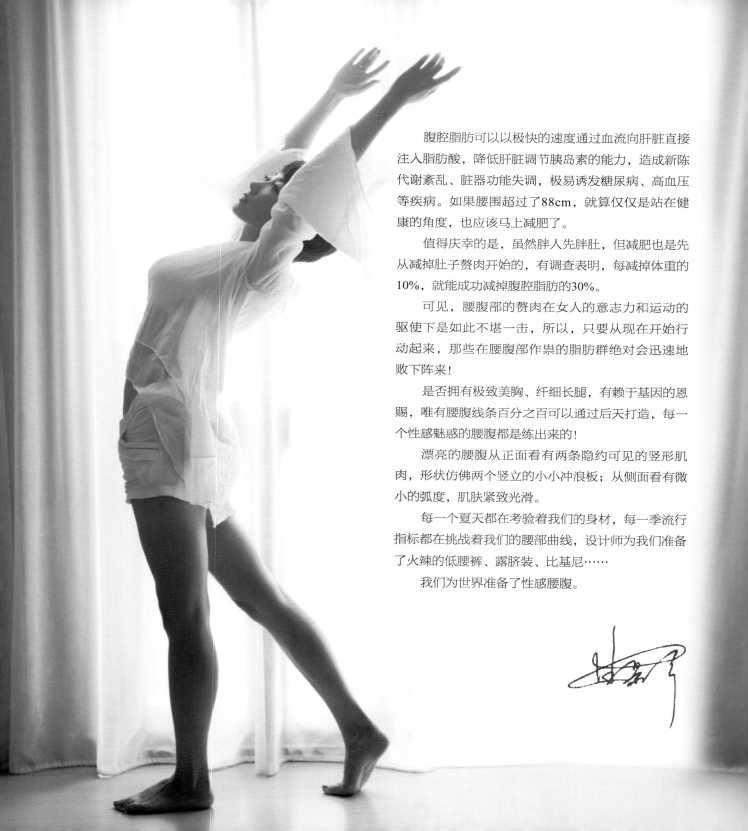

腹腔脂肪可以以极快的速度通过血流向肝脏直接注入脂肪酸，降低肝脏调节胰岛素的能力，造成新陈代谢紊乱、脏器功能失调，极易诱发糖尿病、高血压等疾病。如果腰围超过了88cm，就算仅仅是站在健康的角度，也应该马上减肥了。

值得庆幸的是，虽然胖人先胖肚，但减肥也是先从减掉肚子赘肉开始的，有调查表明，每减掉体重的10%，就能成功减掉腹腔脂肪的30%。

可见，腰腹部的赘肉在女人的意志力和运动的驱使下是如此不堪一击，所以，只要从现在开始行动起来，那些在腰腹部作祟的脂肪群绝对会迅速地败下阵来！

是否拥有极致美胸、纤细长腿，有赖于基因的恩赐，唯有腰腹线条百分之百可以通过后天打造，每一个性感魅惑的腰腹都是练出来的！

漂亮的腰腹从正面看有两条隐约可见的竖形肌肉，形状仿佛两个竖立的小小冲浪板；从侧面看有微小的弧度，肌肤紧致光滑。

每一个夏天都在考验着我们的身材，每一季流行指标都在挑战着我们的腰部曲线，设计师为我们准备了火辣的低腰裤、露脐装、比基尼……

我们为世界准备了性感腰腹。

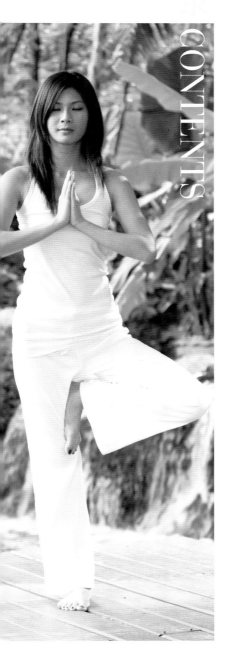

CONTENTS

CHAPTER 1 | 瑜伽，塑造盈盈一握的梦露式细腰

一、 女人，我们为什么要为细腰而奋战一生 012
　　1. 纤纤细腰，是做美女的必备条件 012
　　2. 拥有小蛮腰，才能做Hold住时尚的"衣架子" 012
　　3. 清凉一夏，低腰裤、比基尼是细腰美人才能享受的特权 013
　　4. 细心呵护"腹部脑"，不让腰围"出卖"你的年龄 013
　　5. 久坐"杜拉拉"，别让粗腰妨碍你的职场好运 014

二、 挑战自我，树立瘦腰目标——像明星一样秀肚脐 015
　　1. 这就是性感，星级纤腰美腹的标准 015
　　2. 身体自测——你距离星级"S"形曲线还有多远 016
　　3. 跟着明星这样瘦 018

三、 做自己中段管理的CEO，打造美丽的中段格局 019
　　1. 为什么胖人先胖肚，中段肥胖原因揭秘 019
　　2. 骨盆歪斜，你认真对待了吗 019
　　3. 拒绝不良姿势，塑造好身材 020
　　4. 清肠排毒，做无"毒"瘦美人 020
　　5. 产后6个月，恢复完美身型的黄金期 020

四、 瑜伽让你拥有被人嫉妒的腰腹曲线 021
　　1. 消除"游泳圈"，击退腰腹部赘肉 021
　　2. 优化腰腹部线条，打造完美匀称腰型 021
　　3. 圆肌肉变长肌肉，打造紧致、富有弹性的纤美肌肉线条 021
　　4. 加强腰腹部柔韧性，维持不复胖体质 021

五、 曲影老师贴心问与答 023

CHAPTER **2** | 端正骨盆，
打造"腰娆"曲线的基石

一、 **骨盆决定你的下半身曲线**
　　——端正骨盆，塑形前准备 028
　　1. 矫正骨盆第一式：坐立半脊柱扭转式 029
　　2. 矫正骨盆第二式：仰卧扭转放松式 030
　　3. 矫正骨盆第三式：拉弓式 032
　　4. 矫正骨盆第四式：三角伸展式 034

二、 **骨盆决定你的下半身曲线**
　　——收缩骨盆，产后瘦腰腹更容易 036
　　1. 收缩骨盆第一式：肩桥式 037
　　2. 收缩骨盆第二式：圣哲玛里琪一式 038
　　专栏知识：健康瘦秘诀 039

CHAPTER **3** | 强效纤腰平腹瑜伽28式，
轻松练就性感腰腹

一、 **击退"游泳圈"，"美蛇腰"让你夏日更热辣** 042
　　1. 强效消灭腰部"游泳圈"第一式：仰卧单腿除气式 042
　　2. 强效消灭腰部"游泳圈"第二式：反斜板式 044
　　3. 强效消灭腰部"游泳圈"第三式：眼镜蛇式 045
　　4. 强效消灭腰部"游泳圈"第四式：舞蹈式 047
　　专栏知识：健康瘦秘诀 049

二、 **终结小肚腩，让腹部无"油"无虑** 050
　　1. 轻松消灭小肚腩第一式：步步莲花式 050
　　2. 轻松消灭小肚腩第二式：骆驼式 052

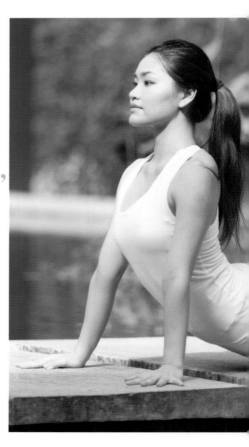

3. 轻松消灭小肚腩第三式：鸭行式...............................053

4. 轻松消灭小肚腩第四式：轮式..................................054

专栏知识：健康瘦秘诀..055

三、 紧实侧腹肌肉，拥有明星般的"S"形诱人曲线..056

1. 紧实侧腹肌第一式：加强侧伸展式..............................056

2. 紧实侧腹肌第二式：单腿风吹树式..............................058

3. 紧实侧腹肌第三式：叭喇狗扭转式..............................060

4. 紧实侧腹肌第四式：站立半莲花前屈伸展式......................061

专栏知识：健康瘦秘诀..062

四、 深层腹肌锻炼，寻回女性特有"川"字腹肌.....063

1. 塑造"川"字腹肌第一式：半月式..............................063

2. 塑造"川"字腹肌第二式：站立提腿式..........................065

3. 塑造"川"字腹肌第三式：船式................................067

4. 塑造"川"字腹肌第四式：磨豆功..............................068

专栏知识：健康瘦秘诀..069

五、 收紧后腰，打造经得起近观的美背和腰窝.......070

1. 强效收紧后腰第一式：风吹树式..............................070

2. 强效收紧后腰第二式：双角式................................072

3. 强效收紧后腰第三式：战士组合式............................074

4. 强效收紧后腰第四式：站立扭转式............................076

六、 柔化下腰腹曲线，挑战最惹火的比基尼.........078

1. 柔化下腰腹曲线第一式：仰卧双腿抬立式......................078

2. 柔化下腰腹曲线第二式：虎式................................080

3. 柔化下腰腹曲线第三式：鱼式................................081

4. 柔化下腰腹曲线第四式：站立背部伸展式......................082

七、 增强腰腹部力量，腹腔器官不下垂才是纤腰根本.084

1. 增强腰腹力量第一式：鸽子式................................084

2. 增强腰腹力量第二式：肩倒立式..............................086

3. 增强腰腹力量第三式：束角式................................088

4. 增强腰腹力量第四式：幻椅式................................089

CHAPTER 4 | 生活中的简瑜伽，随时随地收腹瘦腰

一、 会呼吸就能瘦腰腹 **092**

  1. 呼吸瘦腰减腹第一式：腹式呼吸法 093

  2. 呼吸瘦腰减腹第二式：胸式呼吸法 094

  专栏知识：健康瘦秘诀 095

二、 以静制动，击碎腰腹顽固脂肪 **096**

  1. 以静制动纤腰平腹第一式：全莲花坐 096

  2. 以静制动纤腰平腹第二式：英雄坐 097

三、 早晚都要瘦——清晨唤醒活力 **098**

  1. 清晨瘦腰第一式：半骆驼式 098

  2. 清晨瘦腰第二式：门闩式 100

四、 早晚都要瘦——睡前"享瘦"快乐 **102**

  1. 睡前轻松瘦腰腹第一式：全蝗虫式 102

  2. 睡前轻松瘦腰腹第二式：猫式 104

  专栏知识：健康瘦秘诀 105

五、 懒人瘦身法——站着就能瘦腰腹 **106**

  1. 站着就能瘦腰腹第一式：站立单腿扭转式 106

  2. 站着就能瘦腰腹第二式：扫地式 108

六、 懒人瘦身法——坐着就能瘦腰腹 **110**

  1. 坐着就能瘦腰腹第一式：全莲花扭转式 110

  2. 坐着就能瘦腰腹第二式：全莲花伸展式 112

七、 懒人瘦身法——躺着就能瘦腰腹 **114**

  1. 躺着就能瘦腰腹第一式：剪刀式 114

  2. 躺着就能瘦腰腹第二式：弓式 116

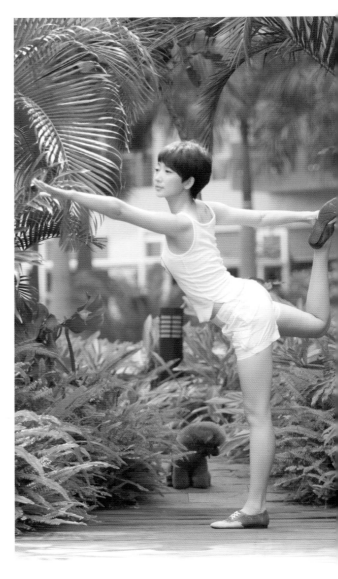

CHAPTER 5 | 源于古老印度的特效瘦腰排毒秘法，帮你实现不复胖的终极梦想

一、印度经典瘦腰腹秘方——商卡排毒瑜伽 .. **120**

  1. 轻松排毒第一式：摩天式 120

  2. 轻松排毒第二式：风吹树式 122

  3. 轻松排毒第三式：腰部扭动式 124

  4. 轻松排毒第四式：眼镜蛇扭转式 126

  5. 轻松排毒第五式：腹部按摩功 128

  专栏知识：健康瘦秘诀 129

二、印度经典瘦腰腹秘方——瑜伽排毒调息法 **130**

  1. 排毒瘦腰腹调息法第一式：太阳式调息法....... 130

  2. 排毒瘦腰腹调息法第二式：清理经络调息法 132

  3. 排毒瘦腰腹调息法第三式：展臂调息法 133

  4. 排毒瘦腰腹调息法第四式：吹气式调息法....... 134

三、印度经典瘦腰腹秘方——瑜伽排毒收束法 **135**

  1. 排毒瘦腰腹收束法第一式：瑙力腹部滚动法 135

  2. 排毒瘦腰腹收束法第二式：坐式收腹收束法 136

四、瑜伽女神的饮食秘诀——纤纤细腰吃出来 **137**

  1. 瑜伽断食法让你变得苗条健康 137

  2. 美腰美食战略，怎么吃都不会发胖 139

  专栏知识：健康瘦秘诀 142

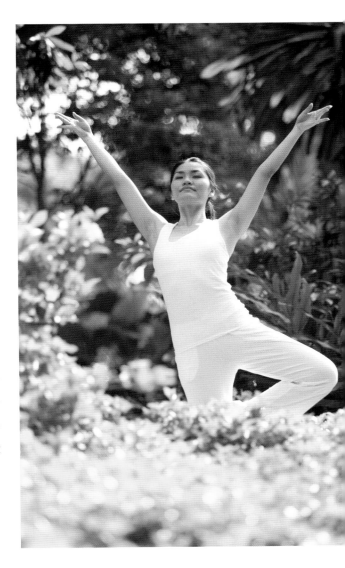

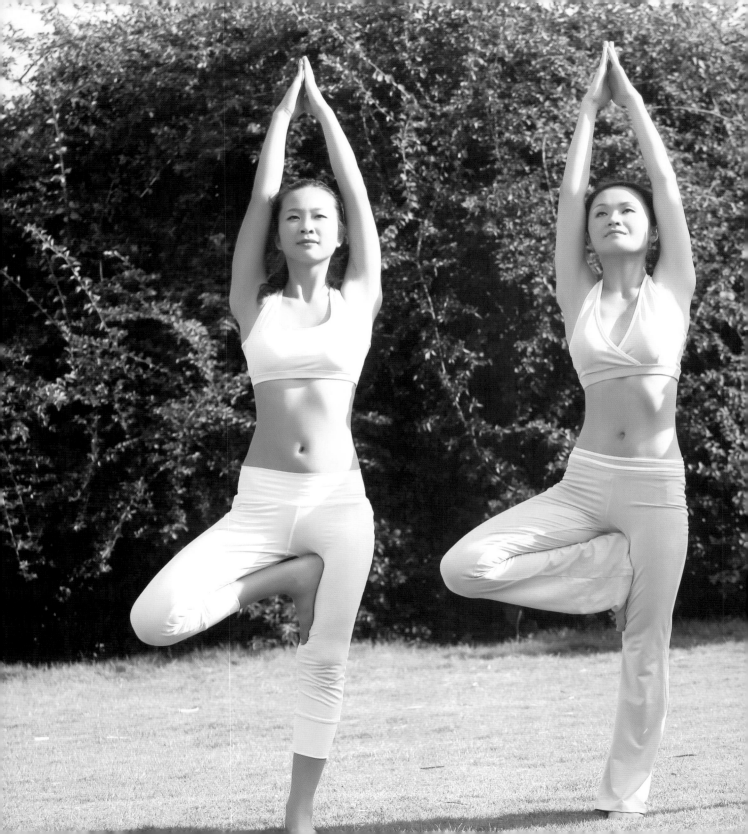

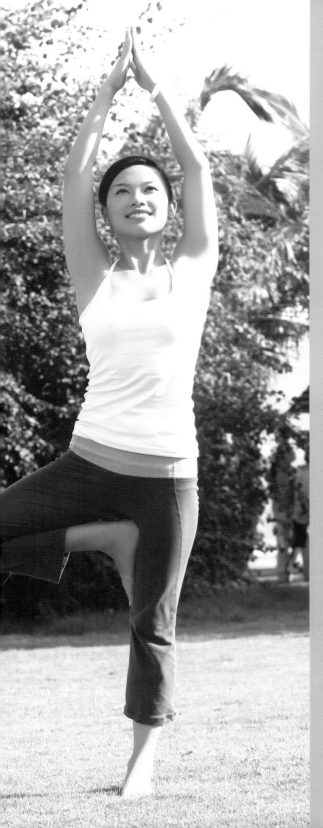

CHAPTER 1

瑜伽，
塑造盈盈一握的
梦露式细腰

极致的"水蛇腰"从任何角度看，都有着不可思议的曲线美感。
粗细适中、长短得当，显现出女性身材的黄金比例；
线条圆润、肌肉紧致、柔韧灵活，将女性的柔美与健康完美
地结合。
完美的腹部是一个精致而立体的凸面体，
圆润与妖娆融合得天衣无缝，释放出无限的风情与吸引力。
腰部抒发的是女性的灵动，腹部展现的是女性的妖媚，
而腰腹曲线则是女性演绎性感的中心。
是否性感，腰腹部的"表情"很重要。
用瑜伽来打造平坦、紧致、纤柔、性感的梦露式腰腹吧！

女人，
我们为什么要为细腰而奋战一生

1. 纤纤细腰，
是做美女的必备条件

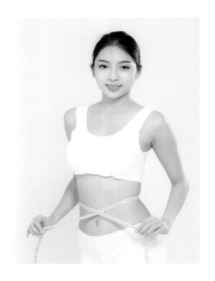

一提到魔鬼身材，人们脑海中马上会浮现出"窈窕动人""婀娜多姿"等极具诱惑力的美丽词汇。的确，美女除了需要拥有可人的脸蛋之外，还需要拥有均匀适中的身材。从古到今，拥有摇曳多姿、杨柳细腰的女人永远都具有强大的吸引力，汉代的赵飞燕就是细腰雪肌的代表。

无独有偶，欧洲对细腰俏女郎的迷恋甚至到了一种疯狂的程度。玛丽莲·梦露和奥黛丽·赫本是20世纪50年代风格截然不同的美人典范，除了同样流芳百世之外，她们也同样拥有迷人的杨柳细腰。"美蛇腰"，是每个女人一生追求的终极目标。

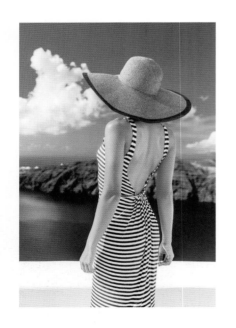

2. 拥有小蛮腰，
才能做Hold住时尚的"衣架子"

走在时尚浪潮尖峰的你肯定不会错过来自时尚杂志的信息，尤其是分别在春夏秋冬举行的四大国际时装周，美国纽约、英国伦敦、意大利米兰和法国巴黎散发出的时尚香味让人窒息，T型台上具有匀称身材的名模，把各大品牌服饰的美演绎得淋漓尽致。但是为什么自己千辛万苦花重金购买到的服饰，一穿上身就完全变了味？

没错，腰身只要瘦1寸，就会显得瘦了10斤；腰身如果日益臃肿肥胖，就算是名牌华服救驾也无济于事，谁又会留意一个随时挂着"游泳圈"、腰间肥肉横行的女人呢？努力让自己也 "S"起来吧，只有拥有完美的"S"形曲线，才有驾驭时尚的资本！

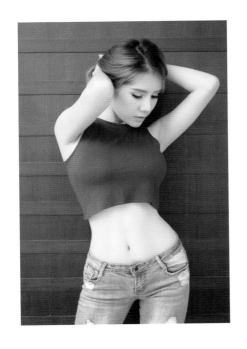

3. 清凉一夏，
低腰裤、比基尼是细腰美人才能享受的特权

　　每一次减肥都是从减掉腰腹部的赘肉开始的，拥有平坦、性感、没有赘肉的腰腹，是健美瘦身的第一步，也是在夏日里统治所有人视觉感官，拥有自信、快乐的开始！夏天为我们准备了魅惑的低腰裤、露脐装、比基尼、超短裙……我们为夏天准备了性感腰腹。和体重计相比，我们更迫切地需要一把卷尺和一面全身镜。量好腰围之后，在全身镜前放松身体，从正面看一看腰部的凹陷是否紧致流畅，从侧面留意腹部是否有赘肉凸起。

　　女人们必须谨记，每一次长胖都是从腰腹部开始的，体内如果出现了多余的脂肪，它们总会第一时间在腰腹部抢滩囤积。而每一次瘦身革命也是从腰腹部开始打响的，因为腰腹部的脂肪是最容易，也是最快被消灭掉的！

4. 细心呵护"腹部脑"，
不让腰围"出卖"你的年龄

　　腹部又被称为我们的"第二脑"，从身体结构来讲，是全身神经传导物质数量仅次于脑部的部位，所以被称为"腹部脑"。

　　要判断一个人是否健康，从她（他）的腹部就可以看出端倪，因为人们的情绪波动和过重的压力很容易反映在腹部上。如果一个人的新陈代谢、内分泌和精神状态都正常的话，腹部往往都比较平坦，反之，腹部就容易囤积大量脂肪，表现为出现小腹、下腹部凸出、胃部凸起等。不要忽视腹部传达出来的情绪，只要用心地呵护它、锻炼它，"聪明"的"腹部脑"一定会馈赠给你性感完美的腰腹部曲线。

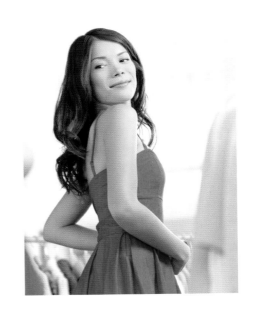

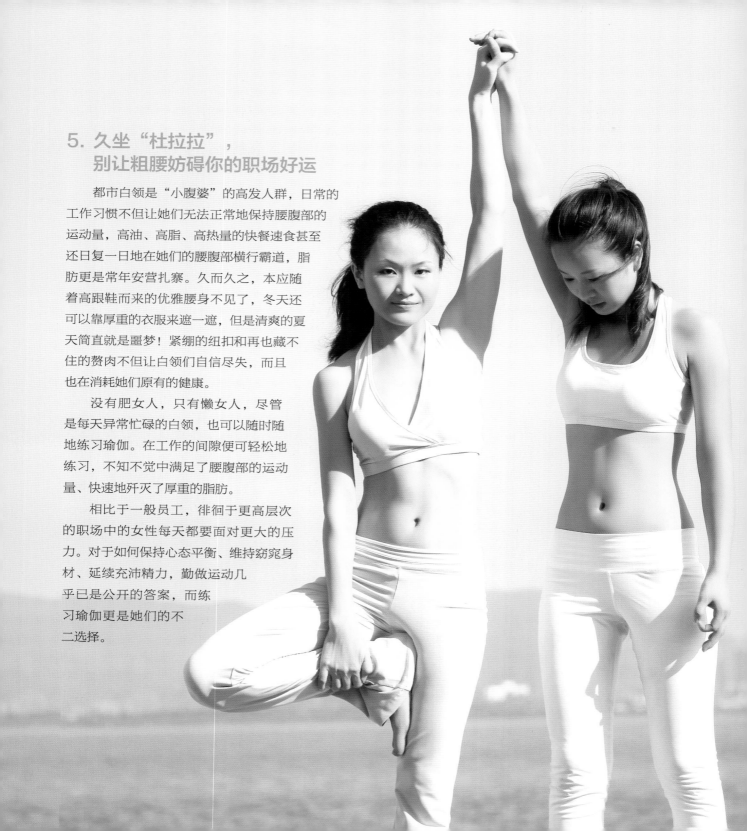

5. 久坐"杜拉拉"，
别让粗腰妨碍你的职场好运

　　都市白领是"小腹婆"的高发人群，日常的工作习惯不但让她们无法正常地保持腰腹部的运动量，高油、高脂、高热量的快餐速食甚至还日复一日地在她们的腰腹部横行霸道，脂肪更是常年安营扎寨。久而久之，本应随着高跟鞋而来的优雅腰身不见了，冬天还可以靠厚重的衣服来遮一遮，但是清爽的夏天简直就是噩梦！紧绷的纽扣和再也藏不住的赘肉不但让白领们自信尽失，而且也在消耗她们原有的健康。

　　没有肥女人，只有懒女人，尽管是每天异常忙碌的白领，也可以随时随地练习瑜伽。在工作的间隙便可轻松地练习，不知不觉中满足了腰腹部的运动量、快速地歼灭了厚重的脂肪。

　　相比于一般员工，徘徊于更高层次的职场中的女性每天都要面对更大的压力。对于如何保持心态平衡、维持窈窕身材、延续充沛精力，勤做运动几乎已是公开的答案，而练习瑜伽更是她们的不二选择。

挑战自我，树立瘦腰目标
——像明星一样秀肚脐

二

1. 这就是性感，星级纤腰美腹的标准

精致立体的凸面体

真正性感妖娆的腰腹并不是前胸贴后背的饥饿型，而是一个完美的凸面体。

从正面看：肚脐两边有两个对称的凹陷，与肚脐共同将腹部分成左、右两个部分。

从侧面看：胸围和臀围的尺寸大致相等，腹部和腰部与乳房的前突部分和臀部的后突部分保持对称，形成性感的"S"形。

从上面看：上腹部从剑突至肚脐形成一个略小而立体的凸面体。

从下面看：下腹部从肚脐至耻骨形成一个略大的紧致的凸面体。

完美性感的"Y"形

"Y"形其实就是腹外斜肌的形状，是明星们和她们的教练精益求精、不断追求的最高标准。"Y"形的两侧腰部没有任何多余的赘肉，经过长期并且专业的训练得到腹外斜肌最完美的形状，同时还有适度的腹脂覆盖在腹直肌（腹部中间位置）上，遮盖住腹直肌训练后略显硬朗的肌肉线条，使整个腹部恰到好处地具有圆润的凸起之美。

极致魅惑的梭形肚脐

肚脐位于腰腹部的正中线上，直径为1.5~2.0厘米。性感漂亮的肚脐应该大小适中，洁净无污垢，从外观上看呈纵向。如果腰腹部囤积的脂肪增多，肚脐周围就会有环形脂肪堆积，肚脐四周就会凹陷过深，完全没有了立体的效果，妖娆的肚脐环肯定没法戴了。要保持肚脐和肚脐周围线条紧致和完美，关键是不能让肚脐周围囤积过多过厚的脂肪群，所以坚持强效的瑜伽腰腹部锻炼和按摩是必修功课。

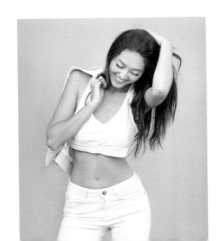
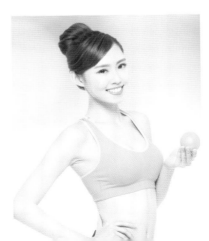
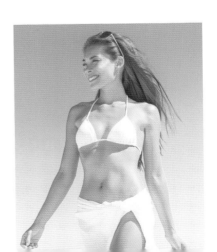

2. 身体自测——你距离星级"S"形曲线还有多远

名模们之所以能够瞬间吸引众人的目光，是因为她们拥有无可挑剔的完美身材和从内散发出的迷人自信，就是这份在镁光灯下愈加强烈的自信心，才是塑造出名模整体傲人气质的关键。

气质源于你的自信，而无懈可击的自信又是源于你对身材的满意度和认可度。要想知道身材到底是好是坏，首先需要把全身的尺寸准确地测量出来，并加以记录分析。

一起来进行以下这份身体自测吧，只有找到了不完美，才能通过瑜伽尽全力把不完美变为完美！当然，如果你已经是标准身材，那先恭喜你，但是也要通过修炼瑜伽来完善和保持现有的完美身材哦！

腰腹部

腰腹位于站姿、双手下垂时手肘的位置，臀高等于身高的1/2。腰围应为身高的36%左右，腰围÷身高=0.37。正常情况下，量腰部最细的部位，腰围应比胸围小20厘米。身高160厘米以下的女性，要保持60厘米以内的腰围。美蛇腰应腹部平坦、无赘肉、无皱褶、无橘皮纹；脊柱挺直、两侧对称；前突的腰椎与后突的骶椎共同构成"S"形、两侧无赘肉、曲线圆滑、柔和流畅。

小腿

小腿围在小腿最丰满处，应比大腿围小20厘米，与颈围相若。完美的小腿正面胫骨笔直，肌肤洁白、嫩滑、细腻、紧实，肌肉线条流畅优美，富有弹性。脚踝处结实纤细，有收紧感，踝骨不突出。

大腿

标准腿长：腿长=身高×0.47。大腿围位于大腿的最上部位，臀横纹下，大腿围比腰围应小10厘米。美腿的标准是：腿形修长、匀称，双腿在并拢时，双腿间只有四点接触（大腿中部、膝关节、小腿肚和脚跟）。

臀部

臀部最高点位于身体的中部。臀围在臀部最凸出的位置，应比胸围大4厘米；臀围与两腋宽度等同。从比例上来说，臀围与身高的比例大约为0.553，若以166厘米为标准身高，则臀围应为91.8厘米。双腿伸直，脚跟并拢站立，从腰部至臀部顶点的距离在18厘米以内的，就是丰润圆翘的美臀。

胸部

位于第三肋与第七肋之间，标准胸围为身高÷胸围=0.5～0.53；胸廓宽厚，横径与前后径之比为4：3；胸肌丰隆，由腋下沿胸部上方最丰满处测量胸围，应为身高的一半。美胸的标准是：丰满挺拔、左右对称、微微向上外挺、曲线圆润优美。

肩部

双肩对称，略带些纤细的瘦削骨感，肌肉适中有弹性，曲线优美圆润，无耸肩、垂肩现象。女性的双肩之间的距离一般应为胸围的一半减4厘米，也就是34厘米（头宽的2.5倍）。

颈部

颈部是最容易泄露女性真实年龄的脆弱部位。标准颈围为32厘米，或直径小于双眼外眼角的间距；颈部皮肤应紧致光滑、白皙细腻、无赘肉及横纹。

手臂

上臂围位于肩关节与肘关节之间的中间，上臂围应等于大腿围的一半。上臂围（手肘到肩部最粗的部分）比颈围（下巴抬起，颈部伸到最长的状态）小4.5厘米为最理想。例如，上臂围为24厘米，颈围则最好为28.5厘米。

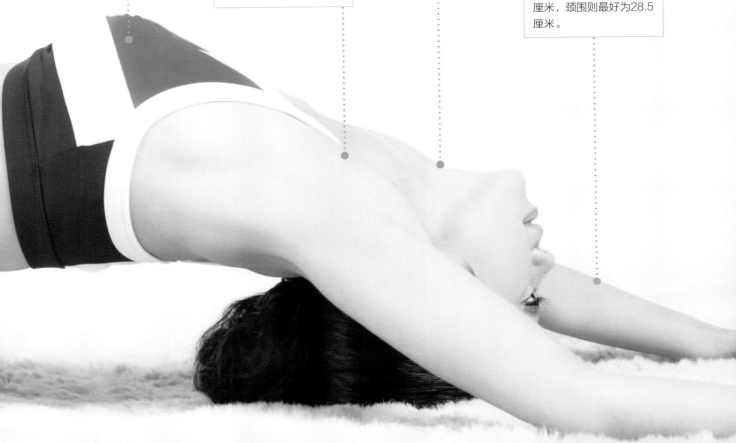

3. 跟着明星这样瘦

检验一个减肥方法是否对你有效的原则是你能否坚持一段时间。减肥方法一定要适合自己，因为每个人的体质、生活方式和营养结构都不尽相同。如果你现在选择的瑜伽，在坚持了3个月之后纤体成功，并且愿意一如既往地坚持下去，则说明瑜伽是最适合你的减肥纤体运动。

多数明星都无一例外地提到"想瘦？每餐只吃七分饱"。当然，这种控制饮食的方法对瘦身来说是必要而且有效的，因为大家知道"胖子都是吃出来的"这一"真理"。但这样做要适度，我们在减肥纤体的过程中最好保持足够的碳水化合物和蛋白质摄入量，尽量少食多餐。

食物中油脂过量是国人普遍存在的现象，建议每人每天食用烹饪油不超过25克，约为普通瓷勺3勺的量。油脂的热量都很高，其中每克橄榄油含有9千卡的热量，它并不适合做烹饪油，用它做调味油、制作健康沙拉倒是很多明星的选择。

陈慧琳说过，睡觉前4小时不进食其实对减肥的帮助并不大，每天摄入的总热量才是关键。如果能管好自己的嘴，白天不超量，那么晚上感觉到饿了稍微喝点牛奶或吃点水果并不会长胖。粗粮则是明星减肥过程中公认的、最好的主食。

名模杜鹃推荐的瘦身法是瑜伽+散步。作为模特，她们并没有过多的时间去纤体中心接受专业的指导和护理，再加上天南海北地到处飞，经常不在家，很多需要专人辅助的减肥法根本无法坚持。因此，结合模特界资深前辈的经验和杜鹃多年来的不断尝试，饭后走一走和练习20分钟左右的睡前瑜伽是她所推荐

的效果极佳的瘦身法。

性感女神钟丽缇在十年前生下第一个女儿后，曾经躲到国外靠一味地节食来减肥，结果不仅精神气色变得很差，内分泌也失调了。基于此，钟丽缇建议各位读者，千万不要在毫无瘦身知识的前提下盲目地减肥瘦身。归根结底，最有效且最健康的方法，始终是均衡的膳食和适当的运动，瑜伽、慢跑、游泳都是不错的选择。

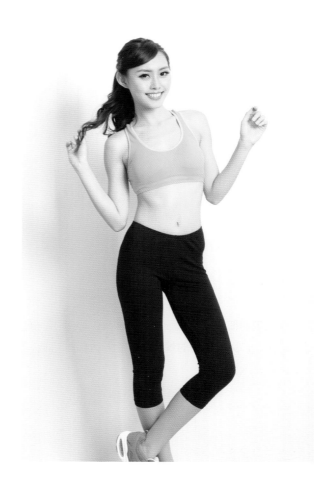

做自己中段管理的CEO，
打造美丽的中段格局 三

1. 为什么胖人先胖肚，中段肥胖原因揭秘

人体中的脂肪有三大类：血液中的脂肪（甘油三酯）、皮下脂肪（紧贴皮下）、网膜脂肪（位于腹腔内部，胃部肌肉以下）。我们增加的腰围和鼓起来的小肚子，就是网膜脂肪的"贡献"。网膜脂肪最接近肠、胃等人体器官，"近水楼台先得月"，因此多余的脂肪最先补给了网膜脂肪。不断壮大的网膜脂肪不仅让我们的身材臃肿走型，还挤压胃、肺、心脏等器官，影响健康，所以医学界不断呼吁大家做好中段管理（即腰部管理）。

好的消息是，一旦我们开始减肥，最先受到打击的也是网膜脂肪，因为那是我们首先要减掉的部分。对付网膜脂肪的有力武器是有氧练习和科学的仰卧起坐。网膜脂肪减少，我们的身体才会更加健康，身材才会更加性感。

2. 骨盆歪斜，你认真对待了吗

四肢明明很瘦，唯独腰腹部却积累了程度不一的"游泳圈"；买裤子的时候往往小腿、大腿都合适，就是拉到腰部却扣不上纽扣，营业员疑惑的眼神早就习以为常了；平时嚷嚷着羡慕我这副"衣架子"身材的朋友，在不经意摸到我腰部凸显的赘肉后，再也没有投以羡慕的目光了；虽然还能享受阳光与海滩，但是因为腰腹部的这些脂肪，永远只能选择连体泳衣，

比基尼到底离我还有多远……

大部分四肢纤细但下半身肥胖的女孩都有以上的烦恼，明明是大家印象中的"瘦女孩"，却苦恼于只有自己才知道的小秘密，腰腹部甚至臀部那些不协调的赘肉始终挥之不去。如果你也是这样，请从这一刻起开始重视你的骨盆健康，因为上述问题大部分是由于骨盆歪斜而造成的，骨盆支撑起整个腰腹部，连接我们的上半身、下半身，地位自然不言而喻，只有"端正"了骨盆，才会有健康有形的纤细腰腹部线条。

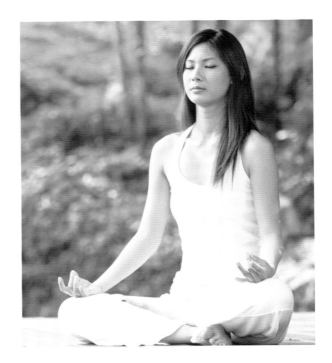

3. 拒绝不良姿势，塑造好身材

造成骨盆歪斜的原因有很多，绝大部分来自日常不良的生活习惯，当这些不良的生活习惯在日积月累中成为骨盆附近肌肉不必要的负担后，骨盆自然会随之扭曲，导致肥胖和一系列健康问题。以下是容易导致骨盆歪斜的8大高危动作，如果恰巧也是你的日常小习惯，那就要马上重视起来，因为说不定你的骨盆已经悄然移位，只是你还浑然不知而已！

- ✘ 一坐下就立即跷二郎腿；
- ✘ 总是习惯性地用一侧身体或一只手拿包；
- ✘ 站立时经常将身体的重量集中在一条腿上；
- ✘ 长年累月穿着高跟鞋走路；
- ✘ 有驼背的现象，总是不能做到"抬头挺胸"；
- ✘ 总是坐在椅子比较靠前的位置；
- ✘ 长时间伏案工作或对着电脑屏幕一动不动；
- ✘ 睡觉时喜欢侧卧，只有侧卧才睡得着。

4. 清肠排毒，做无"毒"瘦美人

健康的排毒理念越来越受到现代人的推崇，因为大家深知生活在这个毒素和污染日渐增加的世界里，必须将多余的毒素尽快排出体外，才能从根本上减少现代病的发生概率。肠道是人体中最重要的排毒器官，人体70%的毒素可以通过肠道排出体外，医学专家的研究指出，由于肠道关系着人体的免疫系统，约90%的疾病与肠道病变有关。肠道干净，没有了毒素的困扰，皮肤也会变得白净透亮，更重要的是肠道健康意味着新陈代谢的提高和机体免疫力的增强，对我们的身体来说是最大的恩惠。

5. 产后6个月，恢复完美身型的黄金期

生完宝宝后，大多数妈妈在庆幸终于"毕业"的同时，最担心的都是"怎么恢复窈窕身姿"这个棘手问题。有哪一位女性的腰腹产后能"自动"恢复到产前的婀娜姿态呢？当然没有，因此依靠运动塑腰是非常必要的。

在大多数情况下，从产后第6个星期开始，新妈妈们就可以逐渐延长散步的时间，以及增加运动的强度和种类，例如，瑜伽、慢跑。只要抓紧产后6个月这段瘦身的黄金时段，你也可以像新一代辣妈小S一样保持原有的瓜子脸、紧致纤细的腰腹和自然流畅的身体曲线。

只要循序渐进地练习瑜伽，新妈妈在怀孕期间猛增起来的"肚量"就会渐渐消失，代谢的加速也会让身体的脂肪得以迅速燃烧。现代爱美女性不但要做伟大的妈妈，还要做家庭与事业、身材都兼顾的超级辣妈！

瑜伽让你拥有
被人嫉妒的腰腹曲线 | 四

1. 消除"游泳圈"，击退腰腹部赘肉

很多看起来显得异常"粗犷"的女性，其实并不是真的有多胖，只是主导身体曲线的腰腹部格外的"富态"罢了。大部分女性一旦形成肥腰，就会出现尴尬的三层肉，整个腹部肥得很均匀，旁边没有明显折痕。要消除这些白花花的肥肉，可通过瑜伽来拉伸和按摩腰身的肌肉群，刺激腹部器官的代谢，让滞留的水分和毒素快速排出体外，达到清除水肿、改善消化系统功能、击退腰腹部赘肉的效果。

2. 优化腰腹部线条，打造完美匀称腰型

每个女人都追求完美，若瘦就要瘦得"有型"。当腰腹部基本没有赘肉时，你或许会有疑惑，为什么总是达不到理想中诱人的"S"形曲线？答案很简单，虽然大部分厚重的赘肉已经在前期消除了，但是整个上腹、下腹、侧腹的线条还没有塑造出来。在瘦身初见成效之后，接下来，就要进行一系列的瑜伽力量练习，将多余的脂肪充分燃烧，使松弛的肌肉恢复弹性，勾勒出健康紧实的腰腹部线条。

3. 圆肌肉变长肌肉，打造紧致、富有弹性的纤美肌肉线条

越来越多通过修炼瑜伽达到完美瘦身效果的女性

们陆续发现，瑜伽不仅带给她们一种完全健康的生活方式，也带来了破解肥胖之锁的关键改变：圆肌肉变成长肌肉。圆肌肉和长肌肉会左右着我们变成圆肥型或瘦长型的人，也决定着我们能否拥有漂亮的身体曲线。瑜伽体位法非常注重肌肉线条的延伸，强调肌肉的训练以及肌肉线条的塑造，因此只要持之以恒地修炼瑜伽，就会让身体肌肉由圆肌肉变为长肌肉，达到优化身体线条、加强肌肉弹性、塑造动人曲线的目标。

4. 加强腰腹部柔韧性，维持不复胖体质

一旦瘦下来，就没有人愿意再胖回去！新陈代谢快和身体具有一定柔韧性的人，相对而言不容易变胖和复胖。瑜伽体位法通过长时间的停留，配合调节呼吸、拉伸运动，锻炼到身体最深层的肌肉群，可加速脂肪的燃烧和毒素的排出。

透过瑜伽呼吸法，可以达到按摩内脏、加速血液循环和提高身体机能的效果；可以刺激身体腺体和淋巴，进而促进全身的新陈代谢以及全面排毒。应让瑜伽成为生活中必不可少的一部分，只有在瘦下来以后依然持之以恒地修炼瑜伽，我们才能保持良好的健康状态和代谢能力，让身体处于一种健康而不复胖的境界。

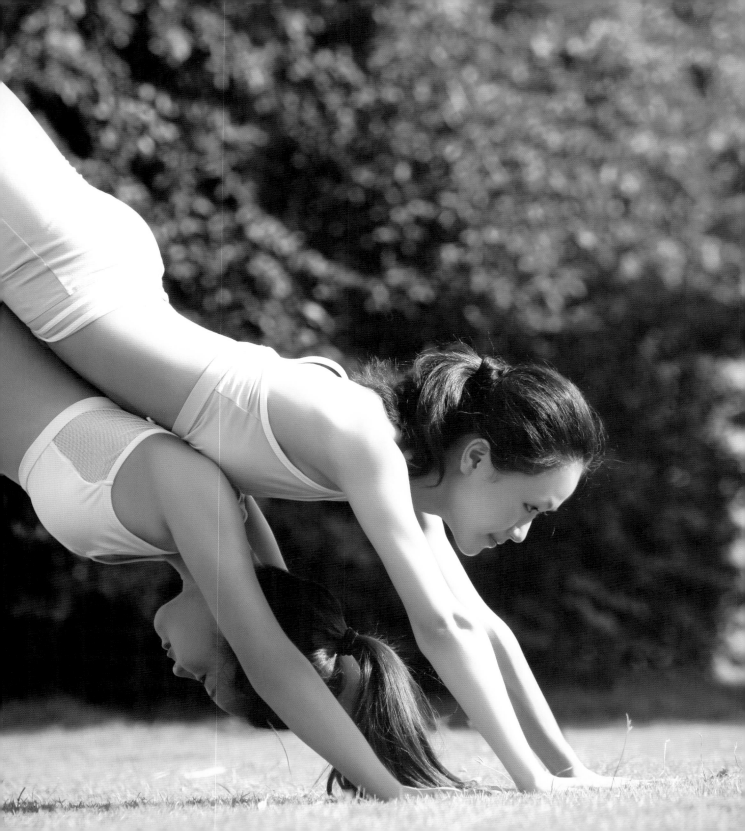

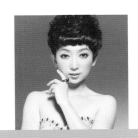

曲影老师贴心问与答 | 五

Q 为什么瘦人也会长小肚腩

如果积累在肠内的废物和毒素无法正常并且快速地排出体外，日积月累之后就会严重地影响到身体的血液循环系统和排毒机能，让新陈代谢减慢，肠胃消化能力下降，腰腹部自然而然就会形成让人难堪的小肚腩。最快速有效的解决办法之一是让自己动起来，勤练瑜伽之余配合相应的腰腹部经络排毒按摩；第二是多吃粗纤维食物，新鲜蔬果不能少，特别是可以多吃有利于排气的食物，如萝卜和豆类。

Q 你是第几级"小腹婆"

在欧美有这么一群人，他们认为女性拥有一点小腹是十分性感的，这倒不如说是一个解释他们周遭涌现越来越多"超级腹婆"的借口。作为女人，绝对不可以这样盲目地自欺欺人，发现问题不可怕，可怕的是不去正视问题。来，试着全身放松地站在镜子前面，这个时候不要再选择性地屏气收腹，而要全身放松，自然呼吸，然后端坐在椅子上，来看看自己的肚腩等级吧！

一级"小腹婆"：小腹微微突起，像面包一样松软

坐下去没怎么觉得有不正常，此时你可以理所当

然地认为自己的腹部暂时没有问题，却不会想到一个月、两个月甚至半年后，你的肚腩会变成什么样子。随着时间的推移，以防肚腩会毫无预警地增长到让你欲哭无泪的危险级别，鉴于现时的等级状态，可以优先选择买一瓶腹部紧致按摩膏。每天先以徒手按摩的方式加快腹部脂肪燃烧，加速血液循环，同时避免废弃物聚集成毒素并造成便秘；然后配合适量的运动，保持正确的站姿、坐姿和走姿，如此保持腹部的紧致，不成问题。

二级"小腹婆"：腹部前凸严重，永远像吃饱了的状态

坐下后发现腹部出现一条明显的皱褶。这并不是随随便便饿两顿就可以消除的，"冰冻三尺，非一日之寒"。此时必须马上改变不良的生活、工作习惯，不要吃完饭后立刻返回办公桌开始工作，饭后30分钟是最容易形成脂肪堆积的时间段。尝试着把就餐的餐厅选得离公司远一点，吃完饭再散步回办公室，也可以尝试自己制作健康少油的营养便当，戒掉晚上吃火锅和吃夜宵的习惯之余，还要想尽一切办法让自己开始实施专项的腰腹部运动锻炼！否则，减掉讨厌的肚腩就仅仅是梦中空想而已。

三级"小腹婆"：完全没有腰线可言，"游泳圈"一圈接一圈

忐忑忑忑地坐下后发现原来远不止一个"游泳圈"，胃部的那一圈特别凸出，并且伴有下垂的迹

象。此时，巨大的肚腩已经成为你生活中的负担，并且严重地威胁着你的健康，由此证明减腹这条路会较为艰辛。而你也已经忽视这个问题很久了，如果你不是一个喜欢吃完饭就躺下看电视或睡觉的极品"宅女"，那就一定是一个早就"戒"掉运动超过1年以上的超级"懒女"。身材再好的人，如果3个月以上没有运动，腰身也会走样，何况现在更严重的是内分泌失调、新陈代谢失衡、毒素囤积、脏器功能下降……还不动起来吗？"大腹婆"的称号会为你带来最有重量的自卑感！

Q 减腰围和减腰腹是一回事吗

A 为什么有的人从正面看腰部有明显的曲线，但是从侧面看腰腹部却还是不够平坦？其实，减腰围比减腰腹要容易，只需要在饮食上合理控制，减少对高热量食物的摄入就可以达到目的。但是想要腹部变得平坦与紧致，就要通过针对性的运动来减少腹部的脂肪。许多人把减腰围和紧实腰腹部曲线的练习混为一谈，认为一个动作既可以瘦腰又可以美腹，结果腰虽然细了，但是没有得到针对性训练的下腹部却表现得更"凸出"了。现在就开始针对正面、侧面的腹肌进行锻炼吧！瘦腰腹瑜伽针对女性腰腹部的特征，制订了一系列循序渐进的瘦腰美腹课程，对减掉腰部脂肪、重塑腹部曲线非常有效！此外还可以配合纤体产品，对腰腹部进行排毒按摩。按摩可以促进血液循环，加速身体代谢，针对腰腹部的按摩更有助于缓解便秘、紧致肌肉曲线，让腰部更为妖娆动人。

Q 为什么绝不能忽视便秘

A 便秘说起来算不上大病，但它的危害却不容忽视，因为便秘是许多高危疾病发生的一个潜在影响因素。只有肠道畅通无阻，排便通畅，体内的废物和毒素得到及时的清除，才能保证新陈代谢的正常进行，让毒素无处藏匿。倘若排便不顺，一方面，粪便长期蓄积在体内，肠道阻滞，胃肠蠕动减慢，导致肠道菌群失调，肠道内分泌及外分泌改变；另一方面，通过化学作用产生的毒素，如氨类、吲哚类等对人体有害的物质积蓄，并进入血液中，会给人体带来广泛的毒副作用而使其他疾病接踵而至。

Q 产后修身必须要快吗

A 孕妇和刚刚生产完的新妈妈的体质都比较弱，因而在修炼瘦腰腹瑜伽时，有些动作会一时无法达到教练的要求。请不要勉强，"欲速则不达"，生育是一个异常神圣和艰苦的过程，身体此时需要一段循序渐进的适应期，对于所有体位法做到自己力所能及的程度即可。妈妈们都有6个月的黄金恢复期，要一步一个脚印地来！

Q 最容易忽略的五大瘦身饮食误区是什么

A 你知道吗？一直以来让很多人引以为傲的减肥小秘籍原来是错的。怪不得不论大家怎么少吃、怎么多动都没办法瘦下去！以下是最常见的有关瘦身的五大饮食误区，如果没有及时发现以下问题的话，会让你的瑜伽减肥计划事倍功半，赶快避开吧！

误区 **1**：持续吃水果餐可瘦身

研究人员发现，虽然水果富含维生素，但其营养成分较为单一，尤其缺少人体必需的不饱和脂肪酸和蛋白质。单一不变的食谱和水果瘦身一样，会减少许多营养物质的摄入，久而久之身体的免疫力会下降，有害无益。

误区 **2**：吃含有脂肪的食物就会发胖

在瘦身的过程中，脂肪并不总是充当反面角色。摄入的油脂不仅不会很快在体内转化为脂肪储存起来，它的分解反而能在一定程度上抑制脂肪在体内的合成。所以很少吃乳制品、低脂食物的人，比适量摄入脂肪饮食者更容易发胖。

误区 **3**：服用减肥药效果会立竿见影

肥胖不是一天就形成的，同理，瘦身也绝非一日之功。市面上销售的减肥药往往带有不同成分的激素，副作用不小，对女性身体伤害极大。如果不得不依靠药物瘦身，则必须按医嘱适当配合药物来进行减肥治疗，轻信减肥广告而盲目服用减肥药的行为必须马上停止！

误区 **4**：不吃早餐有助减肥

早餐是一天中很重要的一餐。我们的身体经过一个晚上的消耗，早已是饥肠辘辘了，这时急需营养。如果不吃早餐，不但会导致整天无精打采，还会造成恶性循环：不吃早餐，午餐只吃少许，晚餐忍不住一顿猛吃。这样一来，一天的总热量不但没有减少，反而因为无法控制的食欲而猛增，还为肠胃增加了极大的负担。

误区 **5**：常吃能量食品、喝运动饮料

虽然能量食品被市场上的销售者标榜为健康食品，而且标价比一般的糖果、饼干等都高，但其实它们绝大多数是高热量的食品。同理，运动饮料也含有大量糖分、人造色素和人造香料。所以，除非你是专业运动员，否则，进食太多能量食品和运动饮料，卡路里肯定会超标。

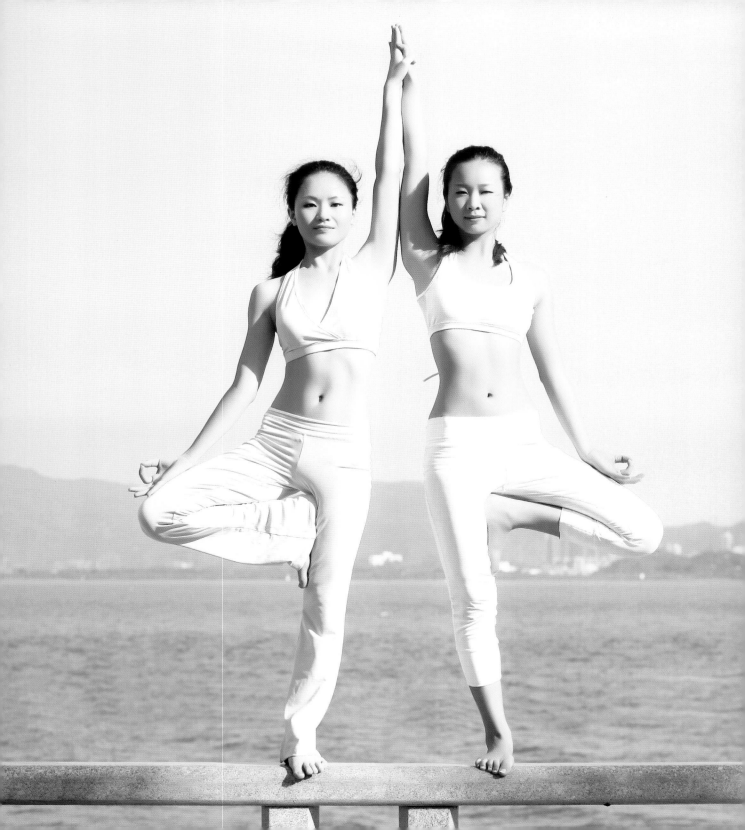

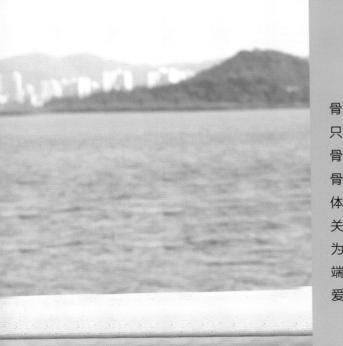

CHAPTER 2

端正骨盆，
打造"腰娆"曲线
的基石

骨盆既是身体的重心所在，又是脊柱的根基。

只有骨盆端正了，才能保持全身上下的整体平衡。

骨盆与身体的整体曲线关系密切，并且能保护生殖器官。

骨盆一旦错位或歪斜，不仅会影响身材的美观，还会威胁身体的健康。

关注体重的你，应该开始关注骨盆的健康了。

为苗条身材作好铺垫，那就将矫正骨盆摆在首位吧。

端正骨盆，是诠释健康、打造"水蛇腰"的关键，是女人关爱自己的体现！

骨盆决定你的下半身曲线
——端正骨盆，塑形前准备

吃得够少了，为什么肚子上还是长满了可恶的赘肉？

已经在拼命运动了，为什么身材还是一成不变？

只是稍微坐一会儿，为什么就会腰酸背痛、疲惫不堪？

平时很注意保暖和饮食了，为什么生理期疼痛还是不放过我？

口味很清淡，睡前也不敢喝水，为什么烦人的水肿还是如此"眷顾"我？

腰腹肥胖也就算了，为什么连带着臀部、大腿等整个下半身都如此臃肿不堪？

如果你也有这些烦恼，那么你应醒悟——都是骨盆在"作祟"。

骨盆位于人体骨骼的中心，是连接上半身与下半身的最重要部分。如果说身体是一座房子，那骨盆就是地基，尤为关键。骨盆支撑身体上半身的全部重量，接收由腿部传来的振动和刺激，保持全身上下的整体平衡。

仅仅保持一种站立姿势，就要协调腹部、背部、臀部、腿部等部位的肌肉群来维持全身的平衡。如果我们平时的站姿、坐姿都正确，自然不会给肌肉增添不必要的负担，但是我们在日常生活中重复着各种各样不同的行为和动作，不能保证每一个姿势都是正确的。例如每天长时间对着电脑的办公室一族、蹬着高跟鞋驰骋往来的职场女士；或已习惯于跷二郎腿、经常用同一侧肩膀背包提重物、疲劳时随便躺在沙发上倒头就睡者等。

没错，这些在日常不经意间积累下来的不良习惯和动作，已经给我们的肌肉带来了负担和困扰。肌肉疲劳、机能退化，血液循环能力会越来越差，最终导致肌肉变硬僵化。这样的恶性循环会直接导致骨盆无法保持在原来的位置上，由此造成骨盆倾斜和歪曲。因此，导致骨盆歪曲的真正原因随时"潜伏"在日常生活中，而我们可以通过瑜伽来矫正骨盆。

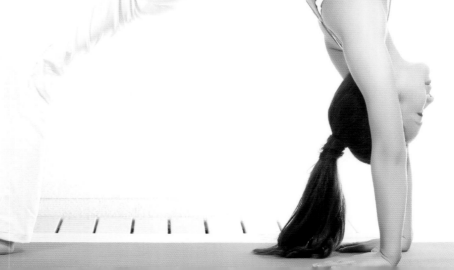

1 矫正骨盆

第一式：坐立半脊柱扭转式

矫正指数：★★★★★
燃脂指数：★★★★☆
呼吸方式：腹式呼吸
修炼次数：2次

**骨盆复位
魔效**

在扭转的过程中增强
脊柱的柔韧性，保持脊柱
和附近肌肉群的弹性。

有效拉伸腹部的肌
肉，可配合按摩腹部器
官，促进消化和排泄。

舒缓轻微的背痛，
预防驼背和腰部风湿痛等
问题。

髋骨在扭转的过程中
能帮助骨盆恢复原位。

活动膝关节，拉伸双腿肌肉群，紧致腿部
整体曲线，有效消除水肿和静脉曲张。

练习要诀 Importance

在练习的过程中需
始终保持后背的挺直，
当逐渐适应动作后，可
在每次呼气时通过增加
身体扭转的幅度来加强
骨盆复位的效果。

Please follow me........

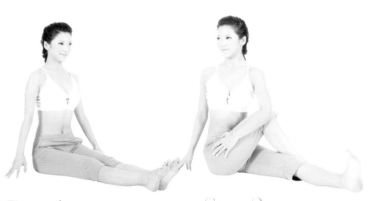
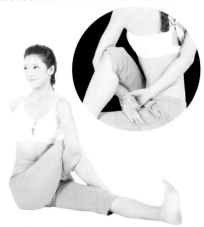

Step 1
长坐，双腿向前伸直，保
持腰背挺直，双手放在臀部外
侧的地面上，目视前方。

Step 2
吸气，右脚跨过左膝平放在
地上，右腿膝盖收近左臂处。

Step 3
呼气，左手放在右大腿内侧，与
右手于背后相握。吸气，挺直腰背。
呼气，身体向右后侧扭转，右肩向
后打开，头转向右后侧，保持3次呼
吸，换另一侧练习。

2 ｜矫正骨盆

第二式：仰卧扭转放松式

矫正指数：	★ ★ ★ ★ ★
燃脂指数：	★ ★ ★ ☆ ☆
呼吸方式：	腹式呼吸
修炼次数：	2次

骨盆复位魔效

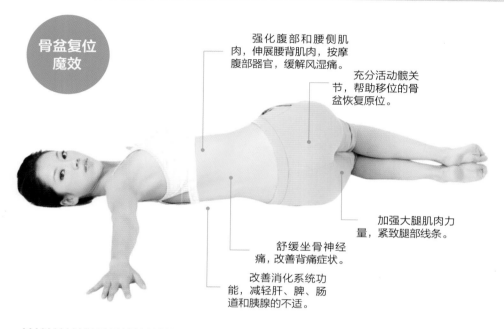

强化腹部和腰侧肌肉，伸展腰背肌肉，按摩腹部器官，缓解风湿痛。

充分活动髋关节，帮助移位的骨盆恢复原位。

加强大腿肌肉力量，紧致腿部线条。

舒缓坐骨神经痛，改善背痛症状。

改善消化系统功能，减轻肝、脾、肠道和胰腺的不适。

练习要诀 Importance

在练习的过程中让头部与双腿同时反向转动并保持双肩不离开地面，当逐渐适应动作后，可加强扭转的幅度，让双膝尝试靠向手臂。

Please follow me......

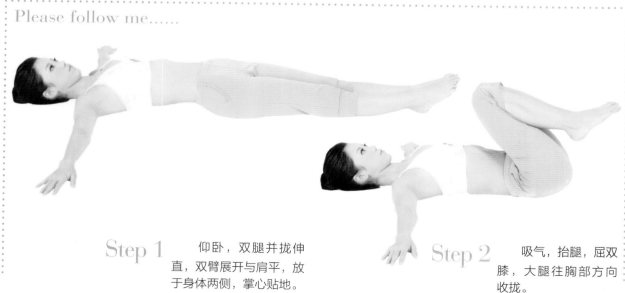

Step 1 仰卧，双腿并拢伸直，双臂展开与肩平，放于身体两侧，掌心贴地。

Step 2 吸气，抬腿，屈双膝，大腿往胸部方向收拢。

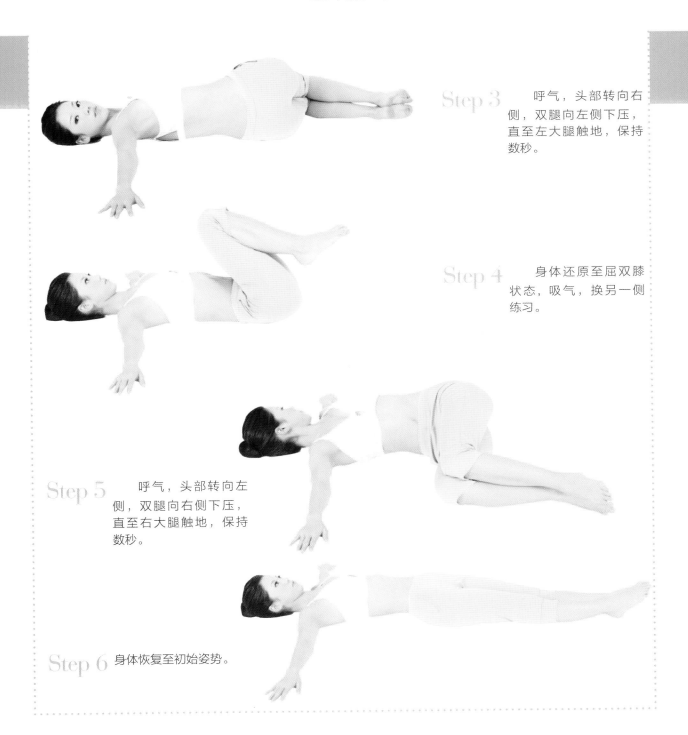

Step 3　　呼气，头部转向右侧，双腿向左侧下压，直至左大腿触地，保持数秒。

Step 4　　身体还原至屈双膝状态，吸气，换另一侧练习。

Step 5　　呼气，头部转向左侧，双腿向右侧下压，直至右大腿触地，保持数秒。

Step 6　身体恢复至初始姿势。

3 矫正骨盆
第三式：拉弓式

矫正指数：★★★★☆
燃脂指数：★★★★☆
呼吸方式：腹式呼吸
修炼次数：2次

骨盆复位魔效

拉伸背部肌肉，使背部也拥有优美、流畅的线条。

帮助肠道蠕动、促进消化系统平衡。

能充分地锻炼腹部和腿部肌肉。

带动双臂运动，消除上臂多余赘肉。

练习要诀
Importance

在练习的过程中要始终保持背部的挺直及双肩的放松，当逐渐适应动作后，可加大双腿打开的幅度，以增强髋关节的柔韧性。

促使连接背部骨骼与骨盆的腰骶关节活动，摆正骨盆状态，有效矫正髋关节的轻微畸形。

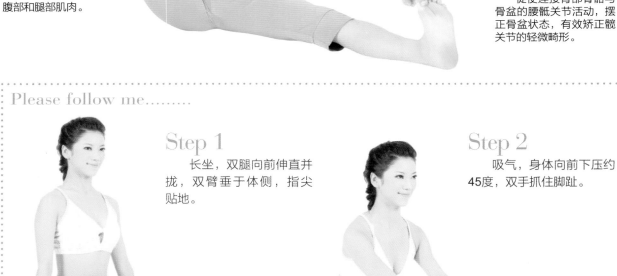

Please follow me........

Step 1

长坐，双腿向前伸直并拢，双臂垂于体侧，指尖贴地。

Step 2

吸气，身体向前下压约45度，双手抓住脚趾。

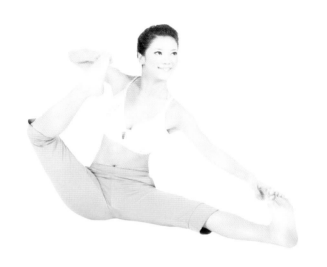

Step 3

呼气，身体前倾，左臂伸直，左手抓住左脚
脚趾，弯曲右膝，右手抓住右脚大脚趾，尽量向
上拉右脚，直到右脚脚掌贴近右耳，保持数秒。

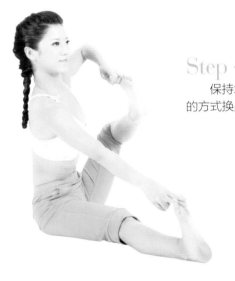

Step 4

保持均匀的呼吸，以同样
的方式换另一侧进行练习。

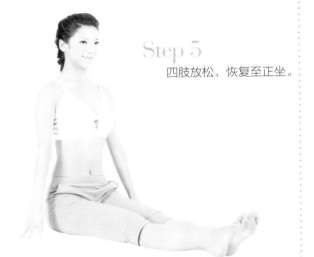

Step 5

四肢放松，恢复至正坐。

4 | 矫正骨盆

第四式：三角伸展式

骨盆复位
魔效

充分地活动腰背不经常得到运动的肌肉群，美化收紧后背线条。

舒展双腿，能有效消除大腿的水肿与赘肉，修长腿部线条。

完全拉伸侧腰肌肉，快速消除腰部多余的赘肉。

这个体位法能让骨盆复位，矫正骨盆自身歪斜状态。

练习要诀
Importance

动作从髋关节开始，整个过程中需保持骨盆的倾斜度，让脊柱进行伸展再弯曲，从而加强侧腰肌肉群的拉伸力度。

Please follow me......

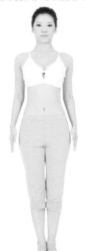

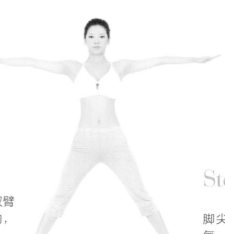

Step 1

站立，双脚并拢，双臂自然垂于体侧，掌心向内，腰背挺直，目视前方。

Step 2

双腿左右尽量分开，脚尖向前，略朝外展。吸气，双臂侧平举，与肩膀呈一条直线，膝部绷直。

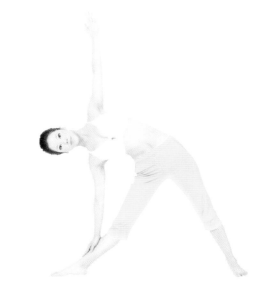

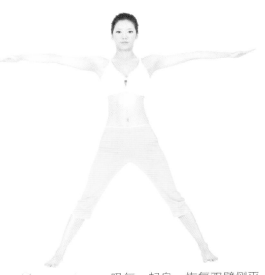

Step 3　　呼气，双臂带动身体向右侧弯腰至极限，右手触碰右脚脚踝，脚尖右转，目视前方，整个身体保持在同一个平面上。

Step 4　　吸气，起身，恢复双臂侧平举姿势，换另一侧进行练习。

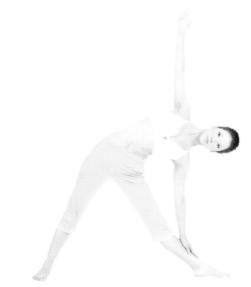

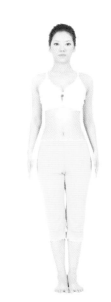

Step 5　　呼气，双臂带动身体向左侧弯腰至极限，左手触碰左脚脚踝，脚尖左转，目视前方，整个身体保持在同一个平面上。

Step 6　　呼气，收拢双腿，双臂自然下垂，身体恢复至初始姿势。

二 骨盆决定你的下半身曲线
——收缩骨盆，产后瘦腰腹更容易

骨盆由腰椎以及与之相连的骶骨、尾骨、左右展开分布的髋骨（包括髂骨、耻骨、坐骨）组合而成，这些骨骼都相互紧密地结合在一起，周围肌肉群和韧带起着支撑的作用。一般情况下，骨盆是不会轻易移动或错位的，但是，不要怀疑和忽视不良生活习惯和姿势日积月累所带来的"杀伤力"。

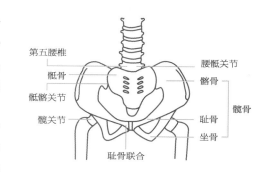

骨盆支撑起我们的整个腹部，并保护内脏和生殖器等器官，对人体有着非常重要的作用，其一旦倾斜变形，势必会对腹部周围产生不良影响。如果任由歪曲状态持续下去，腹部肌肉便会紧张、变形，肌肉群力量大大降低，久而久之腰腹部周围就会囤积起一层厚厚的脂肪，"小腹婆"初见雏形。

另外，错误的坐姿和驼背等不良习惯都会导致骨盆自身向下垂落，使耻骨联合处向前推移、骨盆后弯（骨盆呈现敞开状态），慢慢地就会与腹部接通，骨盆内的空间增大，进而致使内脏下垂、小腹凸起、脂肪群挥之不去。

若想彻彻底底地摆脱下半身肥胖，拥有完美纤细的健康细腰，就必须首先完成骨盆复位这一基础步骤。优雅的瑜伽动作可以轻轻松松地让骨盆复位，强化骨盆周围肌肉群力量，加强肌肉弹性，恢复关节的柔韧性，提高下半身新陈代谢能力，达到纤腰、美腹、翘臀、细腿的效果。从简单的瑜伽扭转动作开始吧，构建起良好的美丽基础，塑造出优美的下半身曲线，谢绝令人困扰的"扭曲"生活。

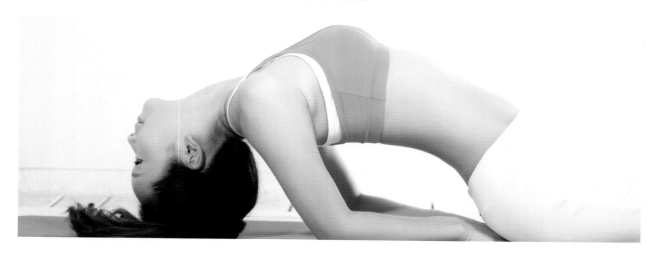

1 收缩骨盆

第一式：肩桥式

矫正指数：★ ★ ★ ☆
燃脂指数：★ ★ ★ ☆
呼吸方式：腹式呼吸
修炼次数：2次

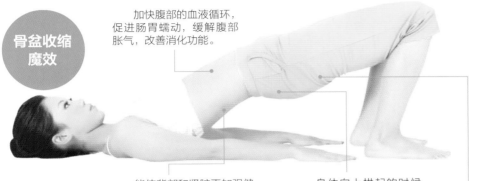

骨盆收缩魔效

加快腹部的血液循环，促进肠胃蠕动，缓解腹部胀气，改善消化功能。

能使背部和肾脏更加强健，有效减少腰痛现象的发生。

身体向上拱起的时候，充分地活动了骨盆和附近的肌肉群，让骨盆在力量的作用下快速复位。

身体向上抬高时能很好地活动到臀大肌，紧致和美化臀部线条。

练习要诀 Importance

在练习过程中保持肩膀不离地，脚趾始终维持朝向正前方的状态，以加强大腿、腹部前侧肌肉群的拉伸。

Please follow me......

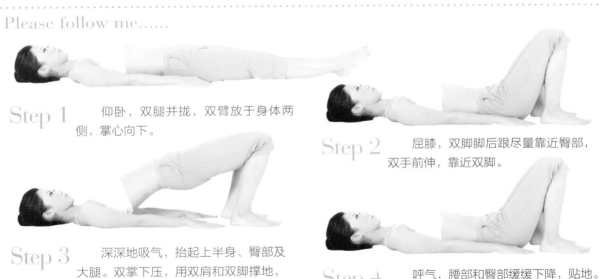

Step 1 仰卧，双腿并拢，双臂放于身体两侧，掌心向下。

Step 2 屈膝，双脚脚后跟尽量靠近臀部，双手前伸，靠近双脚。

Step 3 深深地吸气，抬起上半身、臀部及大腿。双掌下压，用双肩和双脚撑地，收紧臀部肌肉，保持数秒。

Step 4 呼气，腰部和臀部缓缓下降，贴地。

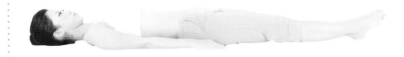

Step 5 缓缓地伸直双腿，身体恢复至初始姿势。

2 | 收缩骨盆

第二式：圣哲玛里琪一式

矫正指数：★ ★ ★ ★ ★
燃脂指数：★ ★ ★ ★ ★
呼吸方式：腹式呼吸
修炼次数：2次

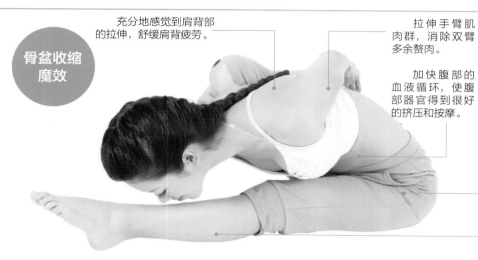

骨盆收缩魔效

充分地感觉到肩背部的拉伸，舒缓肩背疲劳。

拉伸手臂肌肉群，消除双臂多余赘肉。

加快腹部的血液循环，使腹部器官得到很好的挤压和按摩。

练习要诀
Importance

在练习的过程中，双肩始终保持在同一条直线上，以平衡并加强背部肌肉群的拉伸。

促使腰骶关节活动，有效复原歪曲的骨盆。

在弯曲的过程中加强腿部的肌肉弹性，消除水肿。

Please follow me......

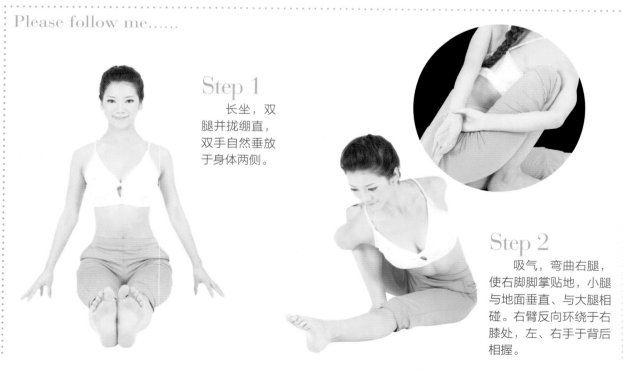

Step 1

长坐，双腿并拢绷直，双手自然垂放于身体两侧。

Step 2

吸气，弯曲右腿，使右脚脚掌贴地，小腿与地面垂直、与大腿相碰。右臂反向环绕于右膝处，左、右手于背后相握。

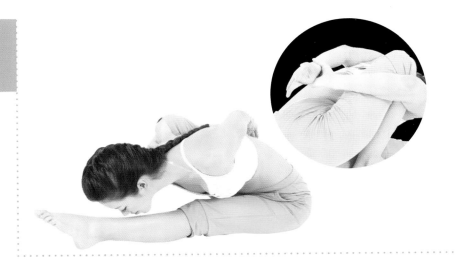

Step 3

呼气，身体向左侧扭转。吸气，上身向前倾，头部尽量靠近左膝，用鼻尖去触碰小腿中部。保持一段时间。吸气，身体还原，换另一侧进行练习。

专栏知识 健康瘦秘诀

骨盆"体检"小测试

我们从外观上是看不出骨盆状况的，所以很多女性出现骨盆歪斜问题之后通常不知道，久而久之骨盆问题越来越严重，不仅影响美观，而且直接影响健康。现在，通过以下简单的小动作以及身体平衡与否来检测一下你的骨盆是否歪斜变形了，发现问题不可怕，可怕的是让问题无限期地隐藏下去！请在跟你实际情况符合的方框里打钩。

□1.闭着眼睛站立，不到两分钟身体就开始左右摇晃。

□2.用后背靠着墙壁笔直站立，墙壁和腰之间有超过一个拳头那么大的距离。

□3.在全身镜前照自己时，发现身体往某一侧歪斜。

□4.两脚尖并拢跪坐坐齐时，两膝盖前后位置不同。

□5.坐在椅子上分别从左、右向后转，发现朝某一方向扭转时难度较大。

□6.将双腿贴紧横放而坐，朝某一方向横脚时极为费力。

□7.身体仰卧两脚张开，两脚尖向外打开的角度和方式不一样。

□8.无衣服遮挡时，腰部两侧的曲线不同，通常高低不平。

....

看一看，你一共有几个钩？

0个：你的骨盆很健康，基本没有出现倾斜，继续保持这种健康的生活习惯吧！

1~2个：骨盆虽然已经开始歪斜，但是只要改变不良生活习惯还是可以纠正的。

3~5个：赶紧开始进行骨盆瑜伽复位练习吧！

6~8个：必须制订详尽的骨盆复位计划，不认真对待的话后果将会很严重！

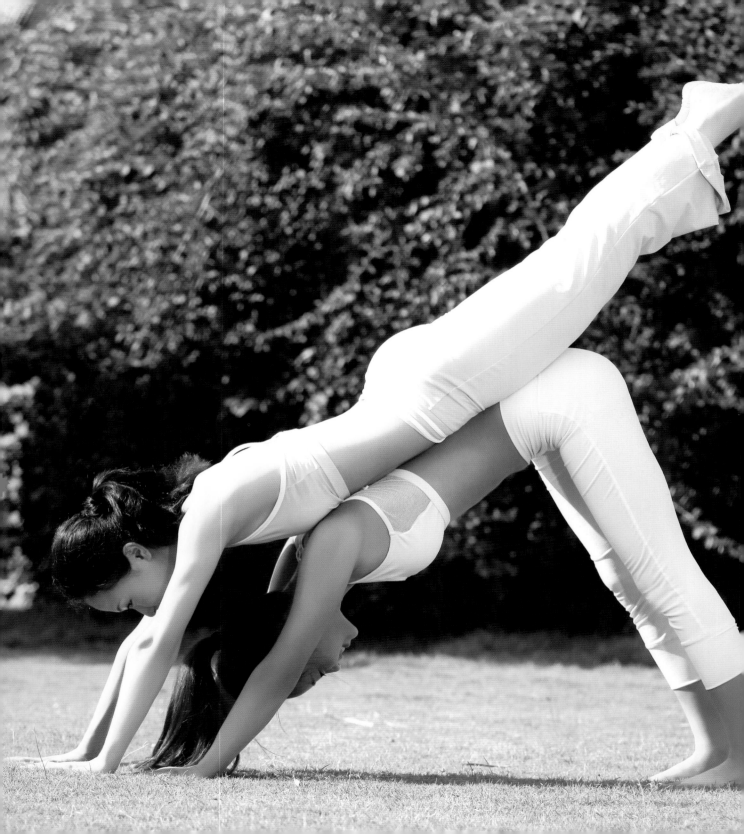

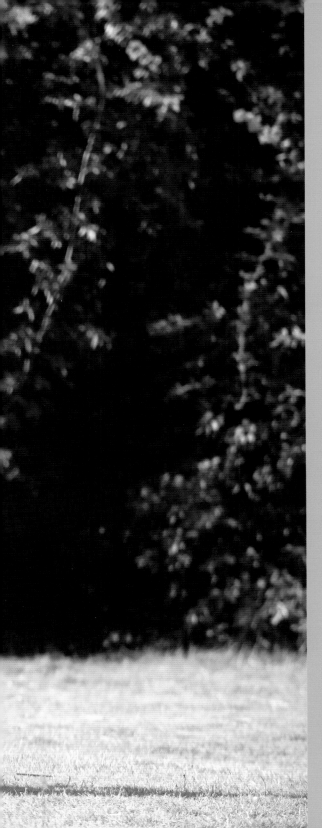

CHAPTER 3

强效纤腰平腹
瑜伽28式，
轻松练就性感腰腹

和测量体重相比，我们更需要一把卷尺和一面镜子，

先量一下腰围，然后在镜子前放松身体，

从正面看一看腰部的曲线是否流畅，再从侧面看一看腹部有
没有凸出。

对女人而言，没有纤美紧致的小蛮腰和魅惑妖娆的腹部中心
曲线，哪算得上真正的美女？

曲线比体重数字更重要！

本章精选专门针对腰部和腹部的瑜伽经典动作，

让您强效塑腰、瘦出窈窕腰身曲线！

击退"游泳圈",
"美蛇腰"让你夏日更热辣

炎热的夏天正在步步逼近,

诱人的比基尼难道只能永远放在衣柜里?

镜子前轻轻一碰就会摇晃几个回合的腰部赘肉,毫无疑问是美丽的最大劲敌,

三层白花花的肥肉就好像是长年累月都挂在腰部的让人难堪的"游泳圈"。

有毅力的女人绝对不会被赘肉打败,

别光在脑子里幻想着消灭"游泳圈"之后的窈窕形象了,

从这一刻开始行动起来吧!

这个夏天,发誓不再忍受"孕妇装"和连体泳衣,

从这一刻开始彻底改变吧!

拥有美蛇腰,消灭"游泳圈"!

1 强效消灭腰部 "游泳圈"

第一式:仰卧单腿除气式

矫正指数:	★★★★☆
燃脂指数:	★★★★☆
呼吸方式:	腹式呼吸
修炼次数:	2次
特效塑形部位:	腰腹部、髋部、背部、腿部

收腹瘦腰魔效

加强髋部和腹部肌肉的力量,摆正骨盆,调节女性生殖系统。

加速腰腹部脂肪的燃烧,按摩腹部脏器,消除胀气、小腹痉挛和便秘。

活动膝关节,紧致大腿肌肉,有效消除水肿并预防静脉曲张。

拉伸和放松脊柱与后腰肌肉群,消灭后腰多余的脂肪。

练习要诀 Importance

在练习的过程中,双肩始终保持在同一条直线上,以平衡并加强背部肌肉群的拉伸。

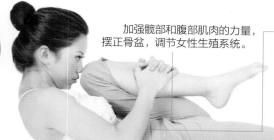

Please follow me……

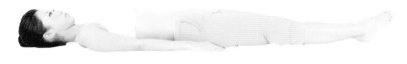

Step 1   仰卧，双腿伸直，双
臂放在身体两侧，掌心
贴地。

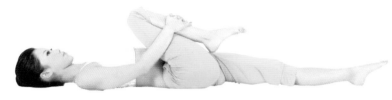

Step 2   吸气，屈右膝，双手
十指交叉，抱住右小腿。

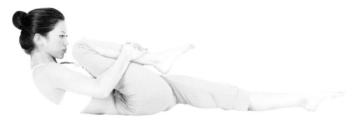

Step 3   右腿尽量靠近胸腹
部，抬起上半身，用下巴
去碰右膝盖。

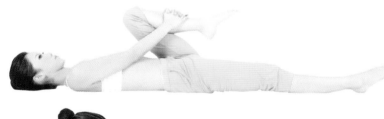

Step 4   呼气，身体慢慢恢复
至初始姿势。换左腿进行
练习。

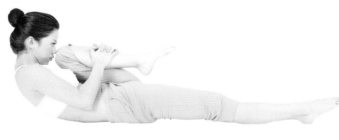

Step 5   吸气，左腿尽量靠近
胸腹部，抬起上半身，用
下巴去触碰左膝盖。

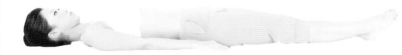

Step 6   呼气，身体恢复至初
始姿势。

2 强效消灭腰部 "游泳圈"

第二式：反斜板式

矫正指数：★★★★☆
燃脂指数：★★★★☆
呼吸方式：腹式呼吸
修炼次数：2次
特效塑形部位：腰腹部、背部、手臂、臀部

收腹瘦腰魔效

有效燃烧腰部脂肪，释放多余热量。

身体向上抬高时能很好地活动到臀大肌，紧致和美化臀部线条。

收紧腹部肌肉，让腰身曲线更玲珑有致。按摩腹部器官，促进腹部的血液循环，改善消化功能、消除胀气等。

增强双臂肌肉力量，帮助消灭多余的"拜拜肉"。

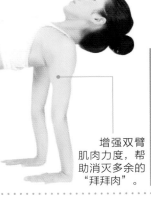

练习要诀 Importance

在动作开始的时候，让双肩向后展开，把胸腔向前推，这样可以减轻所需手臂力量的强度，利于保持身体的平衡度。

Please follow me......

Step 1

长坐，双腿伸直并拢，腰背挺直，双手搭放在臀部两侧，指尖触地。

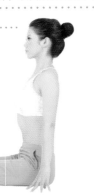

Step 2

吸气，脚尖向下压，腰背保持笔直向前压，双手指尖指向臀部，与地面垂直，头向后仰。

Step 3

用双臂、双腿作为支撑，将整个身体向上抬起，双臂处角度最大。

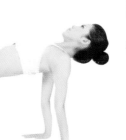

Step 4

保持数秒，呼气，恢复至初始姿势。

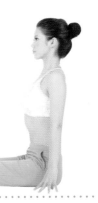

3 | 强效消灭腰部 "游泳圈"

第三式：眼镜蛇式

矫正指数：★★★★☆
燃脂指数：★★★★★
呼吸方式：腹式呼吸
修炼次数：2次
特效塑形部位：腰腹部、
背部、胸部、颈部、腿部

收腹瘦腰魔效

后仰时拉伸颈部，能有效紧致颈部线条。

身体还原时，血液流向双肾，能加强肾脏和生殖器官功能。

能扩展胸部，强化心肺功能，软化脊椎。

强健背部的肌肉，促进背部血液循环，缓解背痛和轻微的脊椎损伤。

能最大限度地拉伸腰腹部肌肉，使附近肌肉群得到充分的锻炼和伸展。

绷紧双腿肌肉，加快腿部血液循环，消除水肿。

练习要诀
Importance

在练习的过程中，始终保持胸腔的前推、上提和脚跟向后的伸展，让脊柱在保持完全拉伸的状态下得到锻炼。

Please follow me......

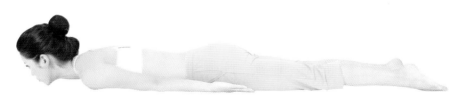

Step 1

俯卧，下巴点地，双腿并拢，双臂自然放于身体两侧地面上，掌心朝上。

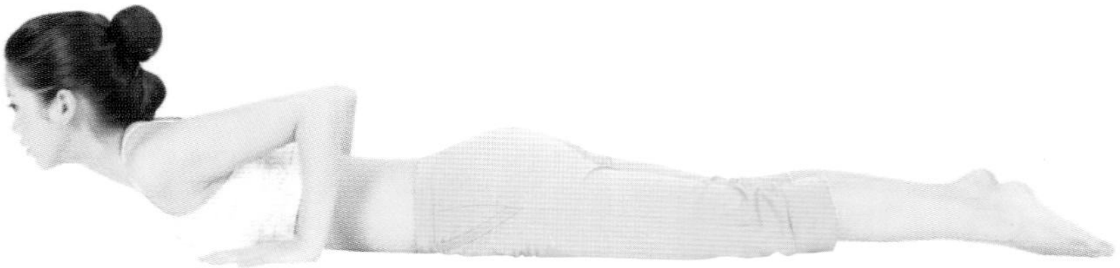

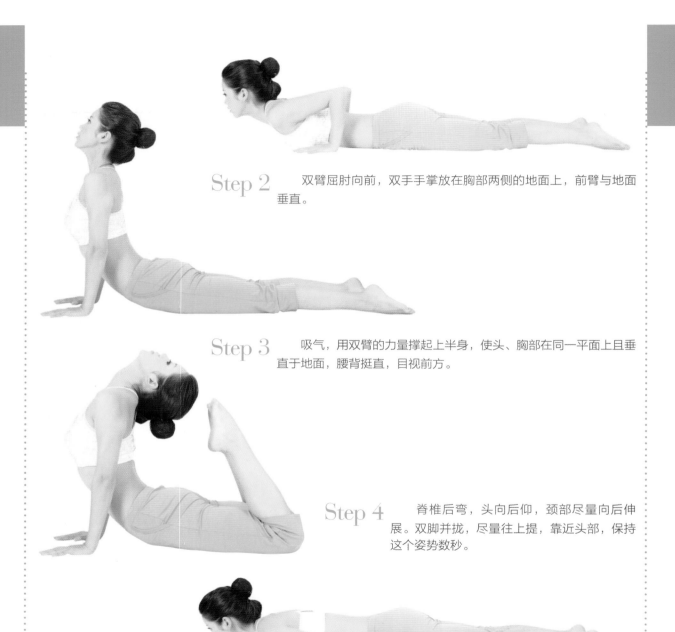

Step 2 双臂屈肘向前，双手手掌放在胸部两侧的地面上，前臂与地面垂直。

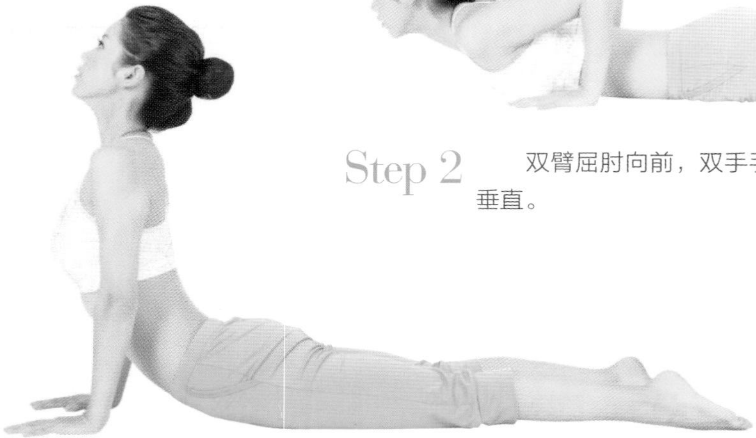

Step 3 吸气，用双臂的力量撑起上半身，使头、胸部在同一平面上且垂直于地面，腰背挺直，目视前方。

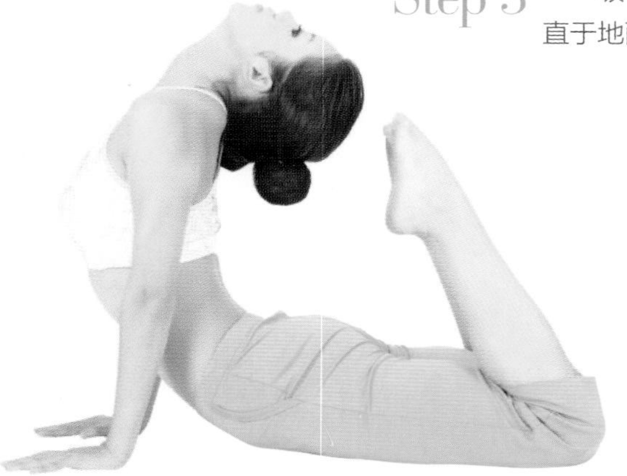

Step 4 脊椎后弯，头向后仰，颈部尽量向后伸展。双脚并拢，尽量往上提，靠近头部，保持这个姿势数秒。

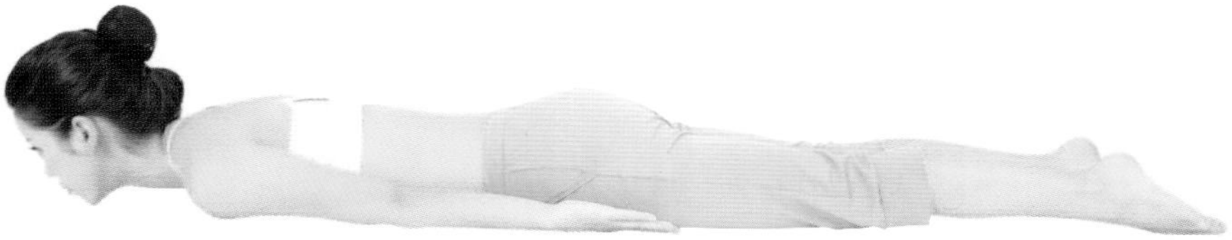

Step 5 身体回正，呼气，双臂放松，身体前倾，恢复至初始姿势。

4 | 强效消灭腰部 "游泳圈"

矫正指数：★★★★★
燃脂指数：★★★★★
呼吸方式：腹式呼吸
修炼次数：2次
特效塑形部位：腰腹部、
背部、胸部、手臂、腿部

第四式：舞蹈式

收腹瘦腰
魔效

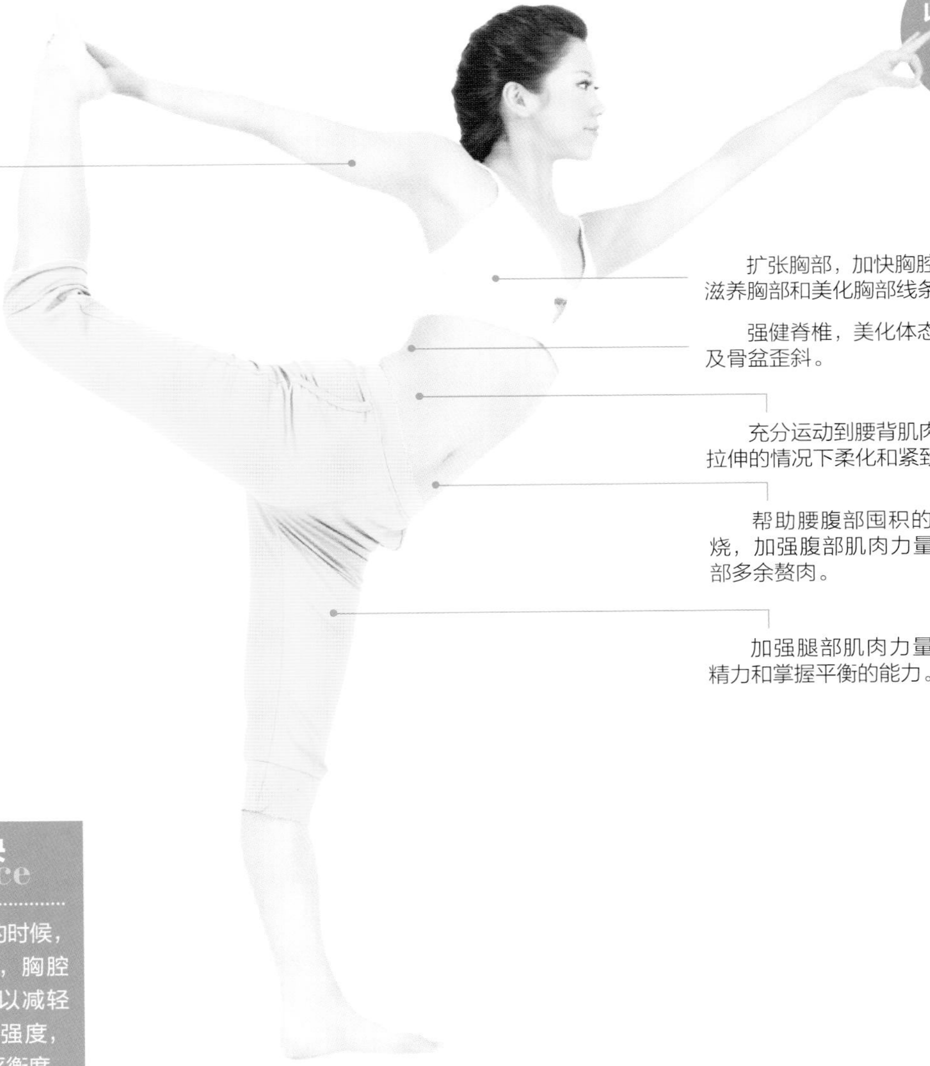

拉伸手臂，
加强双臂血液
循环。

扩张胸部，加快胸腔血液循环，
滋养胸部和美化胸部线条。

强健脊椎，美化体态，预防驼背
及骨盆歪斜。

充分运动到腰背肌肉群，在完全
拉伸的情况下柔化和紧致腰背线条。

帮助腰腹部囤积的脂肪快速燃
烧，加强腹部肌肉力量，消灭腰腹
部多余赘肉。

加强腿部肌肉力量，增强集中
精力和掌握平衡的能力。

练习要诀
Importance

在动作开始的时候，
让双肩向后展开，胸腔
向前推，这样可以减轻
所需手臂力量的强度，
利于保持身体的平衡度。

Please follow me......

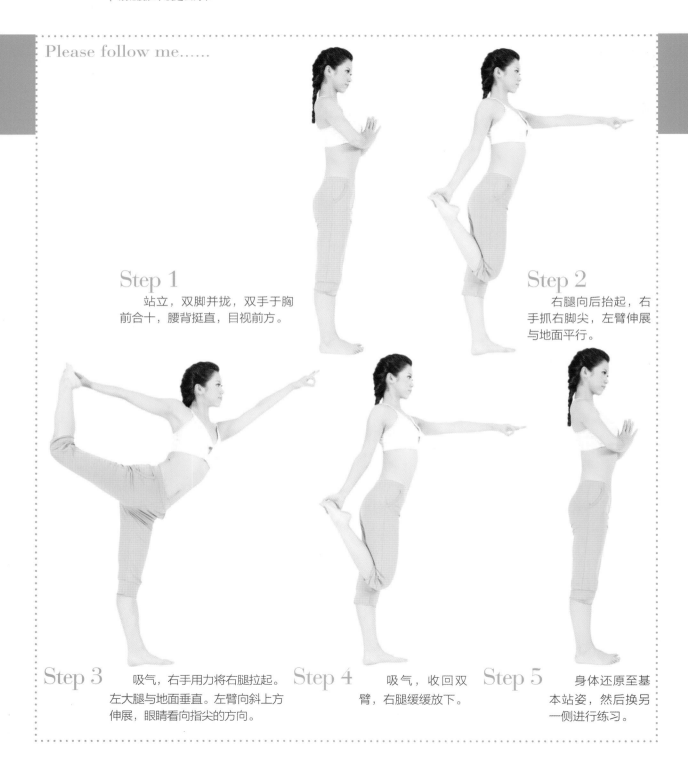

Step 1
站立，双脚并拢，双手于胸前合十，腰背挺直，目视前方。

Step 2
右腿向后抬起，右手抓右脚尖，左臂伸展与地面平行。

Step 3
吸气，右手用力将右腿拉起。左大腿与地面垂直。左臂向斜上方伸展，眼睛看向指尖的方向。

Step 4
吸气，收回双臂，右腿缓缓放下。

Step 5
身体还原至基本站姿，然后换另一侧进行练习。

健康瘦秘诀

对瘦腰腹有奇效的排毒经络按压法

★天枢穴：

位　　置： 在肚脐两边各三指宽处。

功　　效： 天枢穴与胃肠道联系紧密，对调节肠道功能有明显的双
向性治疗作用，既能止泻，又能通便。长期按摩此穴能
清除肠道内累积的宿便，轻松消减堆积在腰腹的赘肉。

按摩手法： 睡前用双手食指指端同时回环揉动天枢穴50～100次，
逆时针和顺时针方向各重复一遍。

★大横穴：

位　　置： 任脉的神阙穴（肚脐）旁开4寸处。

功　　效： 通便，排除肠道内的油脂，减轻体重，消除腰腹赘肉，
降低血脂。

按摩手法： 双手食指指端同时按压穴位，做圈状按摩100次。

★足三里穴：

位　　置： 在外膝眼下3寸，胫骨外侧约一横指处。

功　　效： 能有效地排出腰腹部堆积的毒素，从而缩减腰围、减轻
斑纹、恢复皮肤的光泽及弹性。

按摩手法： 用双手拇指指腹同时以圈状按压穴位50次，稍微用力。

★丰隆穴：

位　　置： 于小腿前外侧，外踝尖上8寸，距胫骨前缘两个横指（中
指）处。

功　　效： 经常按摩丰隆穴，不仅可以清除肠内垃圾，还可以调节
自身的新陈代谢，从而达到减肥、放松、减压的作用。

按摩手法： 用拇指指腹略微用力按压穴位，以略感疼痛为基准，按
住5秒后松开，双手交替互按3～5分钟。

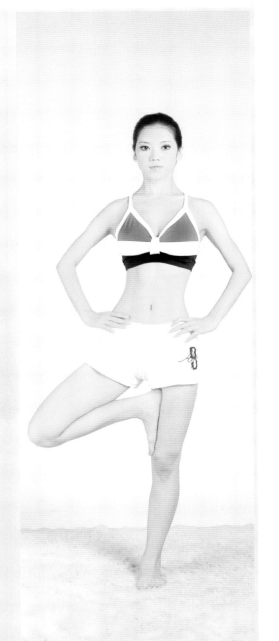

二 终结小肚腩，
让腹部无"油"无虑

女生都会有"小肚腩"吗？

敢露出肚脐吗？

摸一摸腰前"层层跌宕"的赘肉，

好不容易才寻找到那早已深陷不见的肚脐。

被赘肉重重围攻的"小腹婆"中是否也有你的身影？

拉丁美洲盛产的"腰女"们，

总是喜欢在热情的桑巴舞带动下尽情地炫耀腰间妩媚亮眼的性感脐环，

虽同为女性，但也会禁不住被如此摇曳的"腰姿"所吸引。

如果你也想让"深藏不露"的肚脐"重见天日"，

从现在起努力练习以下的瑜伽体式吧。

美化肚脐、瘦肚腩、打造平坦小腹、摆脱赘肉，其实并不难！

1 轻松消灭小肚腩

第一式：步步莲花式

矫正指数：	★★★★★
燃脂指数：	★★★★☆
呼吸方式：	腹式呼吸
修炼次数：	2次
特效塑形部位：	腰腹部、腿部、髋部

收腹瘦腰魔效

拉伸小腿肌肉，减轻因静脉曲张所引起的疼痛感和压迫感。

按摩腹部器官，加速腰腹部脂肪燃烧，促进消化，消除胀气，改善消化不良和便秘。

充分地活动臀部和大腿的肌肉群，紧致下半身曲线。

加强骨盆区域的支撑能力，有效预防骨盆倾斜。

练习要诀
Importance

在练习的过程中，注意时刻保持腹部的下沉、骨盆重心的平稳，这样双腿在来回交替的时候可以更加地轻松自如。

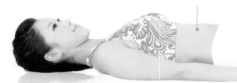

Please follow me......

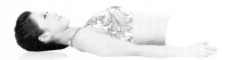

Step 1 仰卧，双手自然放于身体两侧。

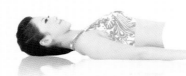

Step 2 吸气，掌心贴地，弯曲双膝，双腿上举，小腿与地面保持平行。

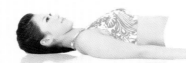

Step 3 呼气，左腿绷直下落，直至与地面成60度角。右腿屈膝上提，右大腿向胸口方向弯曲靠拢。

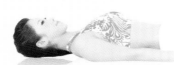

Step 4 吸气，换另一侧进行同样的练习。

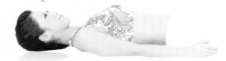

Step 5 呼气，身体恢复至初始姿势。

2 | 轻松消灭 小肚腩

第二式：骆驼式

矫正指数：★★★★☆
燃脂指数：★★★★★
呼吸方式：腹式呼吸
修炼次数：2次
特效塑形部位：腰腹部、胸部、背部、髋部

收腹瘦腰魔效

胸部的完全舒展可以增加肺活量，矫正驼背，预防乳房下垂。

全面活动腰腹，强健腹肌，加强机体功能，促进腰腹部脂肪燃烧代谢。

伸展骨盆，活动髋关节，矫正身体不正姿势。

强有力地拉伸脊柱，调节脊柱神经，活动肩关节。

背部的完全后仰可以柔化背部线条，加强背肌力量。

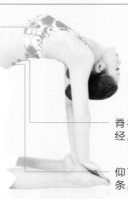

练习要诀 Importance

在练习的过程中，始终保持胸腔的向上及髋部向前，让腹部、骨盆前侧的肌肉群得到充分的伸展和锻炼。

Please follow me......

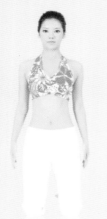

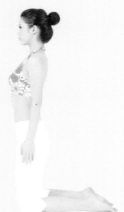

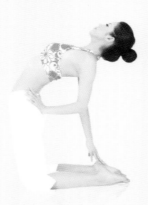

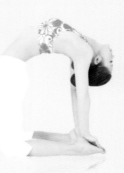

Step 1
跪立，双腿分开与肩同宽，吸气，腰背挺直。

Step 2
大腿与小腿保持垂直。

Step 3
呼气，上身慢慢后仰，左手叉腰，右手指尖先触碰右脚脚后跟，并让颈部放松。

Step 4
慢慢地，双手抓住双脚，放松头部，髋部、脊柱向前推出，尽量让大腿与地面保持垂直。保持数秒，自然地呼吸，然后慢慢恢复至初始姿势。

3 | 轻松消灭 小肚腩

第三式：鸭行式

矫正指数：★★★★☆
燃脂指数：★★★★★
呼吸方式：腹式呼吸
修炼次数：2次
特效塑形部位：腰腹部、腿部

收腹瘦腰 魔效

加快腰腹部血液循环，加速水分和毒素的排出，轻松击碎脂肪群。

在蹲行时按摩盆腔内的器官，可调理子宫，缓解经痛、宫寒、腰酸等症。

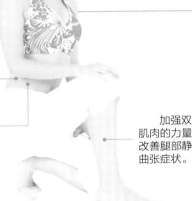

加强双腿肌肉的力量，改善腿部静脉曲张症状。

练习要诀
Importance

在练习的过程中，要始终保持背部的向上伸展状态，并随时收紧腹部肌肉，这样行走时更加轻松。

Please follow me......

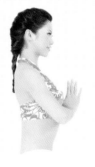

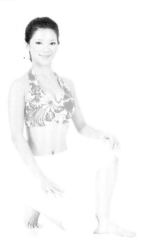

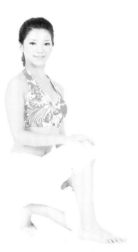

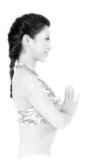

Step 1

蹲姿，踮起脚尖，双手合十放在胸前，目视前方。

Step 2

吸气，保持蹲姿，左脚向前迈至右膝旁，左手放在膝上，右手搭在右大腿上，左脚掌着地，右脚尖点地。

Step 3

呼气，右脚向前迈至左膝旁，双脚交换，用以上姿势蹲步行走数十秒。

Step 4

身体还原，恢复初始姿势。

4 轻松消灭小肚腩

第四式：轮式

矫正指数：★ ★ ★ ★ ★
燃脂指数：★ ★ ★ ★ ★
呼吸方式：腹式呼吸
修炼次数：2次
特效塑形部位：腰腹部、胸部、背部、手臂、腿部、髋部

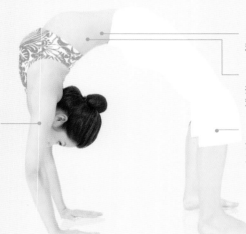

收腹瘦腰魔效

滋养腰腹部肌肉，增强腰腹部各肌肉群的力量和弹性，快速燃烧腰腹部脂肪，甩掉多余赘肉。

身体的完全伸展能拉伸脊椎，增加肺活量，矫正塌肩、驼背。

动作定型时能畅通全身气血，增强身体免疫力，美化全身线条。

全身重量靠手掌和脚掌来支撑，加强双臂、双腿肌肉群力量，强化身体机能。

练习要诀
Importance

在动作开始时，注意手肘不要外扩，以推动身体向上，并用上肩胛骨一带的力量带动并保持胸腔的前推。

Please follow me......

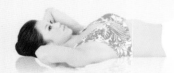

Step 1 仰卧，弯曲双膝，尽量将双脚靠近臀部，双手向后放在头两侧的地上，指尖指向双肩的方向。

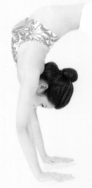

Step 2 吸气，躯干抬起，使双腿、臀部、背部和头部呈拱形。用双脚和双手掌的力量支撑身体，保持数秒。

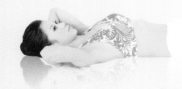

Step 3 呼气，放下躯干，身体恢复至仰卧。

快速肠道排毒，轻松消灭小肚腩

众所周知，小肚腩产生的源头是肠胃内积累了过多的毒素，使腰腹部的新陈代谢停滞不前，脂肪的代谢力自然降低。肠道内毒素的排出需要良好的肠道蠕动力，这和摄入的食物种类有关系。食物通过肠胃的总时长不超过12小时，但有时第3~4天才能从大肠排出，甚至长达1周以上。为什么会相差那么长时间？从某种角度来说，肠胃是一对"欢喜冤家"。胃喜欢细软的食物，这样工作起来较为轻松；肠道喜欢粗糙的食物，食物中的纤维素可以促进肠道蠕动，以便尽快排空废弃物。所以日常饮食需要摄入适量的纤维素，但不能过量，否则在加速肠道排空的过程中也在减少一些对机体有益的物质的吸收。营养专家建议每天摄入食物纤维的量以20~30克为宜，相当于每天需进食500克蔬菜或水果，同时酸奶和益生菌的摄入也是必不可少的。

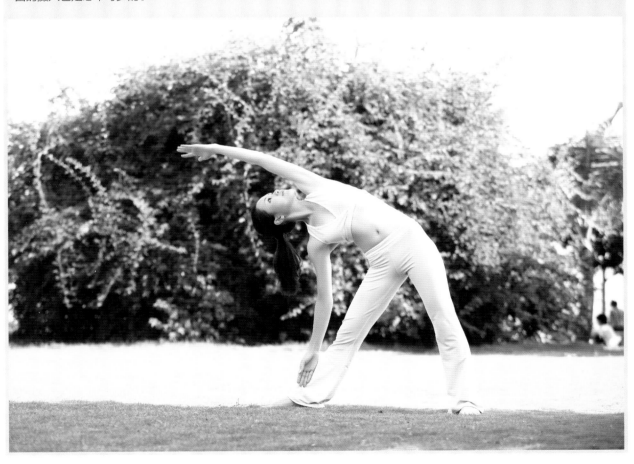

三 | 紧实侧腹肌肉，
拥有明星般的 "S" 形诱人曲线

　　侧腰是最容易囤积脂肪的部位之一，很多正面看起来腰身还算窈窕美女，转身之后就可以清楚地看到其侧腰的赘肉，整体形象随之大打折扣。侧腰的臃肿和赘肉已成为 "S" 形身材的大敌。修炼以下瑜伽体式，能有效地锻炼两侧腹肌，消除不容易减掉的肋部及以下部位的赘肉，增强侧腹部肌肉弹性，使两侧肌肉线条变得流畅紧致，打造出饱满并富有弹性的 "S" 形完美曲线。

矫正指数：	★★★★★
燃脂指数：	★★★★★
呼吸方式：	腹式呼吸
修炼次数：	2次
特效塑形部位：	腰腹部、手臂、腿部、髋部

1 紧实侧腹肌

第一式：加强侧伸展式

收腹瘦腰魔效

双臂在支撑和伸展的同时加速了手臂脂肪群的燃烧，美化了肌肉线条。

侧腰肌肉得到了充分的拉伸和锻炼，血液循环随之加快，囤积的脂肪可被快速消灭。

锻炼全身的平衡力、集中注意力的能力，促进人体的新陈代谢，使身体得到全面的滋养。

腿后肌肉群得到了充分的拉伸和锻炼，双腿肌肉力量得到了增强。

活动髋关节，强化了骨盆的力量。
收紧了臀大肌，使臀部线条更为紧致柔美。

练习要诀
Importance

　　在开始动作时，可让双脚打开的角度稍微增大，重心始终放在两大腿之间，这样可以更好地伸展脊柱。

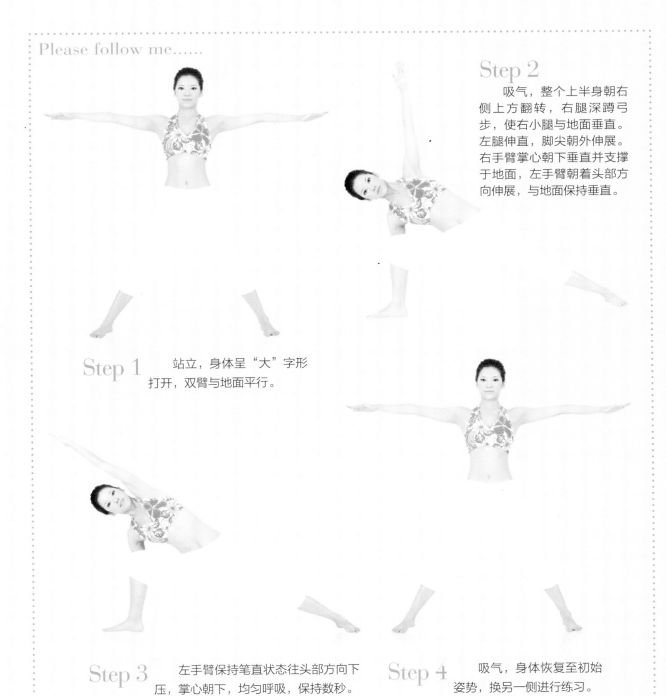

Please follow me......

Step 1 站立，身体呈"大"字形
打开，双臂与地面平行。

Step 2 吸气，整个上半身朝右
侧上方翻转，右腿深蹲弓
步，使右小腿与地面垂直。
左腿伸直，脚尖朝外伸展。
右手臂掌心朝下垂直并支撑
于地面，左手臂朝着头部方
向伸展，与地面保持垂直。

Step 3 左手臂保持笔直状态往头部方向下
压，掌心朝下，均匀呼吸，保持数秒。

Step 4 吸气，身体恢复至初始
姿势，换另一侧进行练习。

2 | 紧实侧腹肌

第二式：单腿风吹树式

矫正指数：★ ★ ★ ★ ★
燃脂指数：★ ★ ★ ★ ★
呼吸方式：腹式呼吸
修炼次数：2次
特效塑形部位：腰腹部、
手臂、腿部

收腹瘦腰魔效

练习要诀
Importance

在练习的过程中，要注意让双脚的力量相互作用，以保持身体的平衡度，在熟悉动作后再加强上身侧弯的幅度。

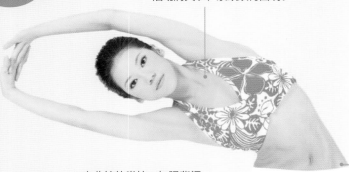

活动肩关节，紧致双臂曲线。

充分拉伸脊柱，加强背阔肌力量。

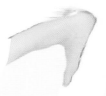

此体式考验平衡力和意志力，左右摇摆之间带动两侧腰肌运动，加强了肌肉群的力量和弹性。

活动髋部，带动骨盆运动，有效预防骨盆歪斜。

提升双腿力量，加强身体的稳定性与平衡度，柔化身体的整体曲线。

Please follow me......

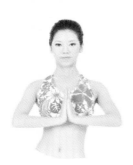
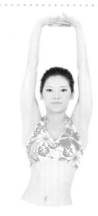

Step 1

　站立，腰背挺直，双手于胸前合十，屈右膝，将右脚掌放在左大腿内侧，右膝向外打开。

Step 2

　吸气，双臂竖直上举，掌心翻转向上。

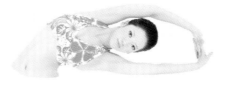
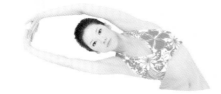

Step 3

　呼气，身体向左侧弯腰到极限，眼睛看向前方，保持数秒。

Step 4

　边吸气，边将身体回正，换另一侧练习。

3 紧实侧腹肌

第三式：叭喇狗扭转式

矫正指数：★★★★★
燃脂指数：★★★★★
呼吸方式：腹式呼吸
修炼次数：2次
特效塑形部位：腰腹部、背部、手臂、腿部

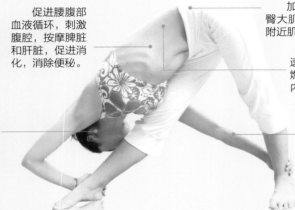

收腹瘦腰魔效

头部下压的动作使全身血液回流，能减轻头痛、背痛和脊柱僵硬，辅助治疗肠胃病、粉刺、哮喘等。

促进腰腹部血液循环，刺激腹腔，按摩脾脏和肝脏，促进消化，消除便秘。

加强背肌、髋关节、臀大肌的力量，充分锻炼附近肌肉群。

充分地下弯腰加速了腰腹两侧的脂肪燃烧，增强了腹外、内斜肌的肌肉力量。

双臂在充分的拉伸和扭转过程中加速了脂肪群的燃烧，减少了手臂赘肉。

练习要诀 Importance

练习的初期，在腰部韧度还没有完全达到要求时，可让双手置于双腿两侧的地面进行扭转，在熟悉动作后再用双手握脚来加大扭转的幅度。

Please follow me......

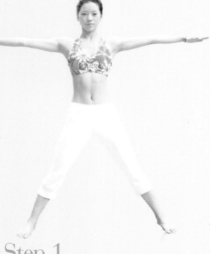

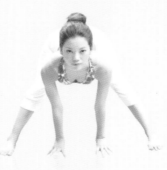

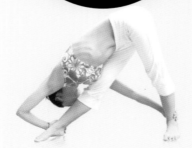

Step 1

身体以"大"字形站立，双脚分开两倍半肩宽的距离，双臂侧平举，与地面保持平行。

Step 2

呼气，上身前屈，双掌放在双脚间的地面上。

Step 3

躯干向右扭转，右手绕过身体后侧抓住左小腿，左手抓住右脚踝，保持数秒。身体回正，换另一侧重复练习。

矫正指数：★★★★★
燃脂指数：★★★★★
呼吸方式：腹式呼吸
修炼次数：2次
特效塑形部位：腰腹部、
背部、手臂、腿部

4 紧实侧腹肌

第四式：站立半莲花前屈伸展式

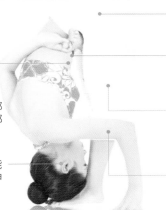

充分拉伸髋部、背部、臀部
肌肉群，美化后腰身曲线。

最大限度地锻炼了腹外斜肌
和腹内斜肌，使整个侧腰肌肉群
得到完美的拉伸。

身体需要完全下压绷直，并
且始终保持单脚站立，强化了双
腿肌肉力量，锻炼了身体平衡性。

双臂在后拉和支撑的过程中
得到了拉伸和锻炼。

**收腹瘦腰
魔效**

挤压和收缩腹部，使腹部
器官功能能得到增强，消除胃部
疾患和腹部鼓胀感。

下压时血液流向头部，能
舒缓和滋养脑细胞，让人精神
百倍。

练习要诀
Importance

在练习的过程中，
若无法一次性达到标准
体式要求，可选择让双
手置于地面帮助前屈，
在熟悉动作后再进行单
手支撑的练习。

Please follow me......

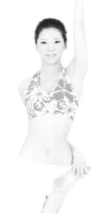

Step 1

站立，吸气，抬起右
腿，弯曲右膝，右脚脚背
放在左大腿根部，成半莲
花式。左臂伸直举过耳
边，大拇指和食指相碰。
右臂从身体背部绕出，用
右手抓住右脚掌。

Step 2

呼气，身体前
屈，左手手掌张开点
地放在左腿旁。先把
前额贴紧左膝，然后
伸展颈部，把鼻尖贴
近左膝，再逐一将嘴
唇、下巴放在左膝
上，保持几个深长的
呼吸。

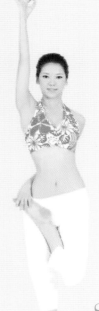

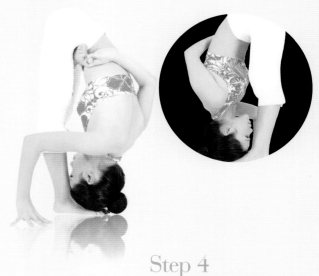

Step 3

还原到初始姿
势，保持均匀呼吸。

Step 4

换另一侧进行相同的练习。

健康瘦秘诀

运动中的休息

　　一项研究发现，在运动的过程中适当休息，能够提高脂肪
的消耗比率。研究人员对一组身体健康的人进行测试，每一个
人以同样的强度分别进行两次总时间一样的运动，第一次不停
运动没有间歇，另一次在当中穿插休息时间，随后测试她们脂
肪代谢的各项指标。结果显示，虽然两种运动方式所消耗的卡
路里总量是一样的，但是插入休息的运动中，所消耗的卡路里
77%是来自于脂肪组织，而没有休息的运动中，脂肪消耗比率
只有56%。由此可见，如果预计运动40分钟，那么从开始运动
的20分钟后就需要休息5分钟，然后再运动。这样的运动休息比
率，可以让你在运动计划不变的情况下，消耗更多的脂肪！

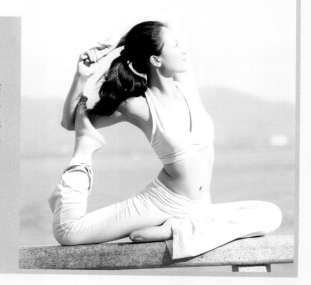

深层腹肌锻炼，
寻回女性特有"川"字腹肌

四

在"游泳圈"得到改善后，应更深层次地锻炼腹肌。另外还有一些女性，腹部虽然看起来没有赘肉，但是摸起来却松松垮垮的，这也需要进行深层的锻炼。韩国男星典型的"王"字腹肌可以说是每个男人心目中的终极梦想，权相佑、Rain、宋承宪、李秉宪便是其中的代表人物。而女性的理想身材标准中一定少不了"川"字腹肌这一项，被众多人津津乐道的李孝利式"川"字腹肌，恐怕就是女性最渴望拥有的腹肌状态。实际上"王"字腹肌也好，"川"字腹肌也罢，都不是通过运动形成的肌肉，而是与生俱来的，只是因为女性体内的脂肪含量较男性高，腰腹部习惯被厚厚的一层皮下脂肪覆盖，我们才没有察觉到它的存在。当腰腹部赘肉在前期的强力消脂运动中得到了一定的控制时，接下来我们就可以着重锻炼腰腹部的肌肉群，美化和紧实腰身的线条。

1 塑造"川"字腹肌

矫正指数：★★★★☆
燃脂指数：★★★★★
呼吸方式：腹式呼吸
修炼次数：2次
特效塑形部位：腰腹部、背部、臀部、手臂、腿部

第一式：半月式

收腹瘦腰魔效

腰腹部在身体保持平衡的过程中，得到了充分的拉伸和扭转。

手臂作为支撑点，得到了充分的拉伸和运动，能有效燃烧多余脂肪群。

充分活动了髋关节，预防骨盆歪斜。

正面和侧面的肌肉群随之拉紧并更有弹性。

腿部上提和支撑的过程中，锻炼了膝关节，美化了腿部的线条。

练习要诀
Importance

在练习半月式的过程中，可以让作为支撑的腿稍微弯曲，眼睛直视地面。这样更容易让身体保持平衡，熟悉动作后再自行调整眼睛与头部的方向。

Please follow me......

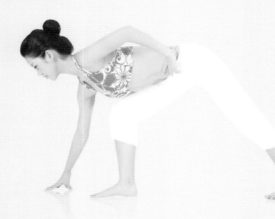

Step 1　　站立，身体前倾，右掌撑地，右臂与地面垂直，左手叉腰。吸气，尽量向前迈出右脚，右膝弯曲，贴紧腹部。

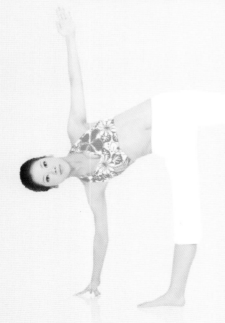

Step 2　　呼气，胸、腹部向上翻转，抬起左脚与地面平行，左臂向上伸展，与肩部、右臂呈一条垂直线。身体重心放在右腿和右臂上，右手支撑身体。保持数秒，身体还原，做另一侧的练习。

2 | 塑造 "川" 字腹肌

第二式：站立提腿式

矫正指数：★ ★ ★ ★ ☆
燃脂指数：★ ★ ★ ★ ☆
呼吸方式：腹式呼吸
修炼次数：2次
特效塑形部位：腰腹部、
腿部

**收腹瘦腰
魔效**

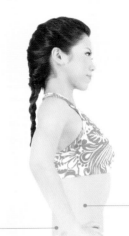

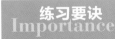

站立提腿式看似简单，
却能同时深层地锻炼腰腹肌
肉群和此部位的整体力量。

帮助修复脊柱
和身体骨骼。

最大限度地拉伸大腿、
小腿的肌肉，修复双腿整体
线条，加强身体的平衡力。

单腿直立时，用腿部的
上提来锻炼腰部的耐力性。

练习要诀
Importance

在练习的过程中，
可利用弯曲上提腿的动
作来保持脊柱的伸展与
挺直，熟悉动作后再尝试
将整个腿部慢慢地伸直。

Please follow me......

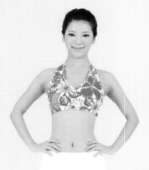

Step 1

站立，双脚并拢，双手叉腰，目视前方。

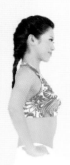

Step 2

吸气，抬起右腿，绷直膝盖，脚尖朝上，右腿伸直且与地面平行。

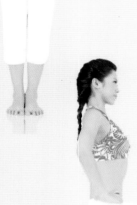

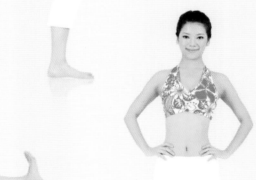

Step 3

呼气，换左腿进行练习，将左脚尖尽量向上拉伸，左腿与地面平行，保持数秒。

Step 4

身体恢复至初始姿势。

3 塑造"川"字腹肌

第三式：船式

矫正指数：★★★★★
燃脂指数：★★★★★
呼吸方式：腹式呼吸
修炼次数：2次
特效塑形部位：腰腹部、
背部、手臂、腿部

**收腹瘦腰
魔效**

消除双臂多余赘肉，强化手臂力量。

刺激双侧肺部，增强肺活量。

有效地加强腰腹部的肌肉力量，拉伸腹肌和按摩腹部器官，使腰腹部整体线条更紧实。

活动后腰和骨盆关节，给骨盆输送健康的血液。

锻炼双膝、大腿和背部的肌肉群，并收紧臀部。

练习要诀
Importance

在练习的初期，可适当地弯曲双膝，让小腿平行于地面进行练习。在熟悉动作后再进行伸直双腿的练习，循序渐进，初学者无须着急。

Please follow me......

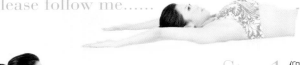

Step 1 仰卧，双腿并拢伸直，双臂高举放于头侧，掌心向上。

Step 2 吸气，用腹肌的力量带动头部、上身，双臂同时抬起、平举，掌心相对。双腿伸直，并拢上提，直到与地面成45度角，保持数秒。

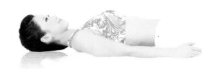

Step 3 缓缓地放下双臂、双腿，呼气还原。

4 | 塑造"川"字腹肌

第四式：磨豆功

矫正指数：	★★★★★
燃脂指数：	★★★★☆
呼吸方式：	腹式呼吸
修炼次数：	2次
特效塑形部位：	腰腹部、背部、腿部、髋部

收腹瘦腰魔效

锻炼和强健下背部肌肉群，增强后背力量。

双腿绷直时能充分锻炼腿后肌腱，塑造出流畅的腿部曲线。

充分并均匀地按摩腹部器官，滋养肾脏，锻炼腹肌，收紧肌肉线条。

活动髋部及骨盆，预防身体歪斜。

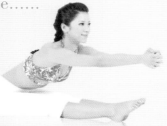

练习要诀 Importance

在练习的过程中，始终保持两侧坐骨重心的平稳下沉，让脊柱更好地前后左右转动，可更高效地锻炼到腰腹部正面和侧面的肌肉群。

Please follow me......

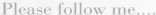

Step 1　长坐，吸气，双腿伸直并拢，双手握拳，双臂前伸且平行于地面；呼气，在保持双臂平行于地面的情况下，上半身尽量向前倾。

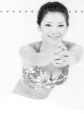

Step 2　吸气，双臂带动躯干向右移动，身体随之向右倾。

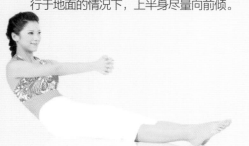

Step 3　双臂带动躯干向后绕，身体随之向后倾。

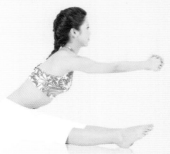

Step 4　双臂带动躯干向左绕，以类似顺时针磨豆子的姿势重复绕圈练习3~5次。呼气放松，身体还原。

专栏
知识 健康瘦秘诀

教你轻松消除腹部胀气

一旦遭遇胀气，肚子里就好像藏着一个气球，鼓鼓的、圆圆的，不仅不美，而且还很难受。一般来说，正常人的肠道每天产生7～10升气体，这些肠道气体大部分会被人体重新吸收，只有少部分会以打嗝或放屁的形式排出体外，每天进行10～18次。如果肠道内生成的气体过多或通道受阻，引起排气的次数太多或无法排气，就会造成异常的胀气。健康专家认为，胀气是万病之源，因为气体滞留在体内会阻碍各种体液的循环，使内脏功能受阻，不但会造成各部位的酸痛与疲劳，使免疫力下降，还会严重阻碍身体的新陈代谢，进而导致肥胖。

★肚子胀，怎么办

（1）想排气的时候，千万不要憋着，相较于面子问题，肚子里的问题更重要。找个没有人的地方慢慢地释放出来吧，这可是在为肠胃舒缓压力呢！

（2）在感觉到肚子胀气时，可以练习腹式呼吸：吸气时，鼓起腹部；呼气时，腹部用力收紧。这个体式可以使体内气流顺畅，有助于刺激肠胃蠕动，促进体内废物和毒素的排出。

（3）如果腹胀难消，可以按揉内关穴，其位于手腕横纹以上三横指处。以大拇指用力按压25～30次，有助于协助肠胃调气，让腹部的肿胀感逐渐消失。

（4）薄荷消除胀气法最有效。可以通过饮用薄荷、柑橘茶来缓解腹胀。而最立竿见影的方法是将薄荷精油涂抹在肚脐周围，以顺时针方向轻轻地揉捏按摩，可促进腰腹部血液循环，加速肠胃蠕动，快速消除腹部胀气。

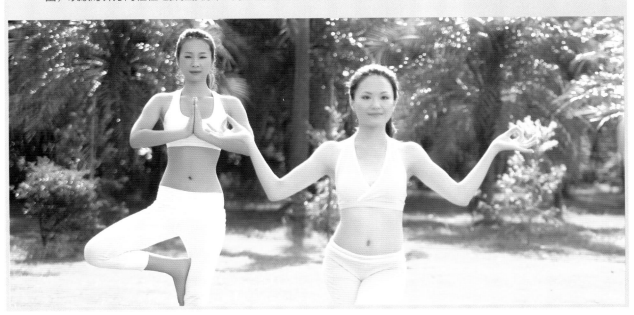

五 | 收紧后腰，
打造经得起近观的美背和腰窝

左看、右看、前看、后看……小蛮腰离不开后背与后腰的流畅曲线。

需要既能锻炼到后腰，又能美背、矫正脊椎和腰椎的瑜伽体式。

你是不是对露背装那么地向往却又望而却步？

市面上的各种性感裙装对男性来说是致命的诱惑，

打造出让所有人都忍不住想要触摸的性感后背，

是聪明女人需要攻克的又一重要堡垒。

这一篇，瑜伽教练编排了可以充分锻炼到背部肌肉的瑜伽体式，

这些身体后仰或手臂向后拉伸的动作都是日常很少做的。

用温柔的瑜伽来打造后腰曲线，能刺激到每个角落的肌肉，

使玉背线条更为紧致、细腻、有形。

1 | 强效收紧后腰

矫正指数：★★★★☆
燃脂指数：★★★★★
呼吸方式：腹式呼吸
修炼次数：2次
特效塑形部位：腰腹部、
背部、手臂、髋部、腿部

第一式：风吹树式

锻炼腰部直肌群、促进肠胃蠕动、加强消化和吸收功能，有效地改善便秘。

侧弯腰的动作能充分拉伸腹外斜肌，歼灭侧腰赘肉，紧致腰身线条。

收腹瘦腰魔效

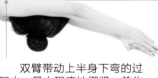

双臂带动上半身下弯的过程中，最大程度地绷紧、美化了手臂曲线。

身体用力后仰的动作能强化后腰肌肉力量，美化后侧腰身线条。

练习要诀
Importance

在练习的过程中，始终保持两侧大腿肌肉的收紧，以便更好地稳定重心来保持身体在后仰时的平衡性。

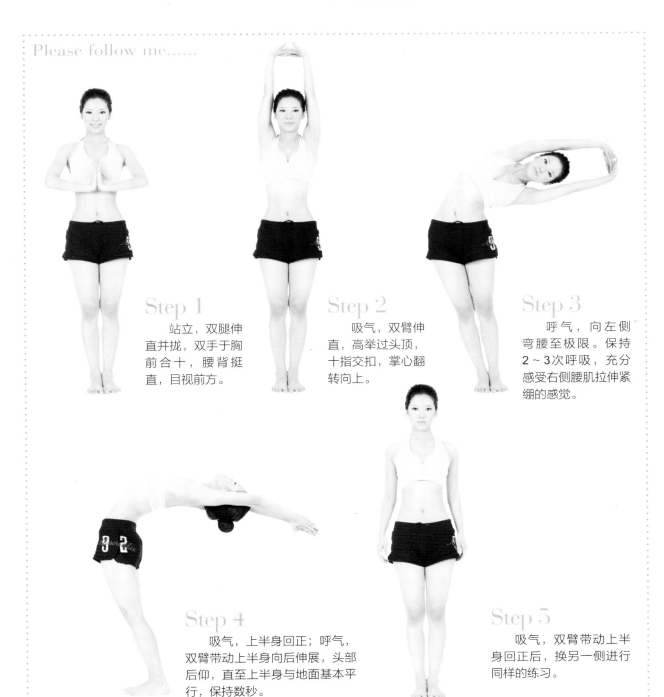

Please follow me......

Step 1

站立，双腿伸直并拢，双手于胸前合十，腰背挺直，目视前方。

Step 2

吸气，双臂伸直，高举过头顶，十指交扣，掌心翻转向上。

Step 3

呼气，向左侧弯腰至极限。保持2～3次呼吸，充分感受右侧腰肌拉伸紧绷的感觉。

Step 4

吸气，上半身回正；呼气，双臂带动上半身向后伸展，头部后仰，直至上半身与地面基本平行，保持数秒。

Step 5

吸气，双臂带动上半身回正后，换另一侧进行同样的练习。

2 强效收紧后腰

第二式：双角式

矫正指数：★★★★☆
燃脂指数：★★★★☆
呼吸方式：腹式呼吸
修炼次数：2次
特效塑形部位：腰腹部、背部、手臂、腿部

收腹瘦腰
魔效

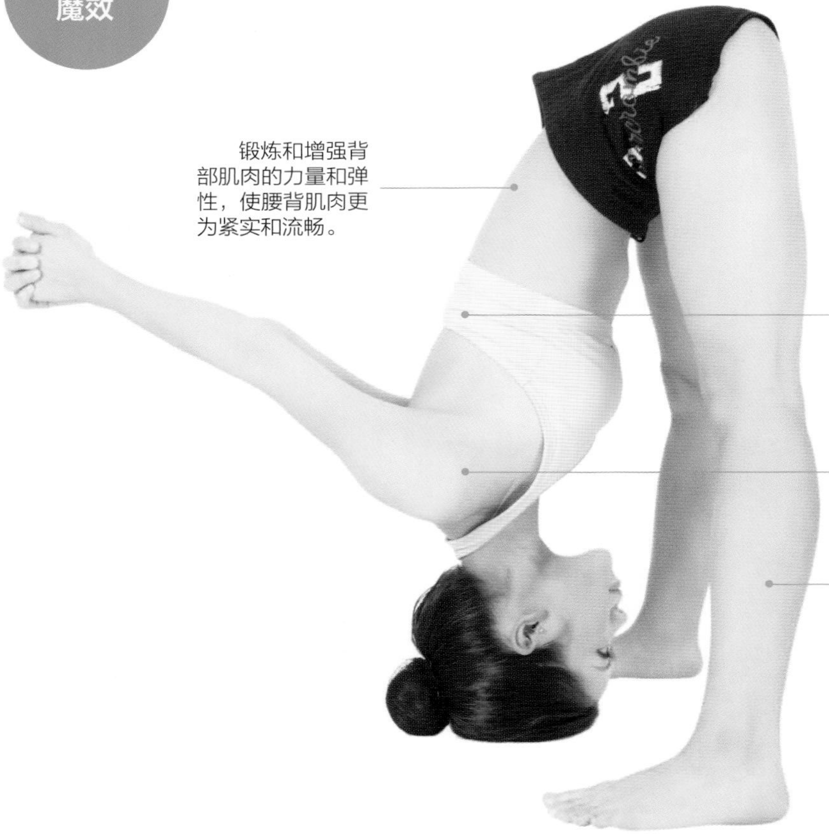

锻炼和增强背部肌肉的力量和弹性，使腰背肌肉更为紧实和流畅。

脊柱的充分拉伸和血液回流到头部，加强了全身的血液循环和代谢能力。

拉伸双臂和双肩，使全身躯干及头部血液流动更为通畅，促进全身毒素与多余水分排出体外。

加强了双腿韧带力量，美化了大腿后侧肌肉线条。

练习要诀
Importance

在练习的过程中，重心要放在双腿的中间，双臂不受意识控制去接受地心引力，以加强肩部的舒展度。

Please follow me......

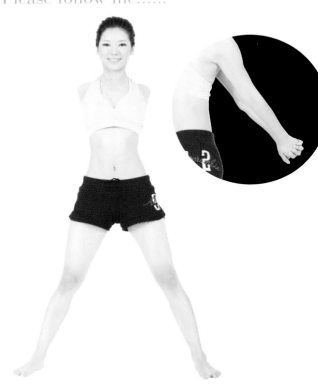

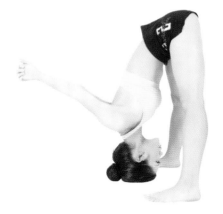

Step 2 呼气,身体向前倾,头向下垂,贴近两小腿之间。尽量把双臂向前伸展,保持数秒,深长均匀地呼吸。

Step 1 站立,双脚分开约两肩宽,吸气,双手在背后十指相扣。双臂向后绷直,双手距臀部约10厘米。

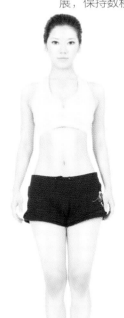

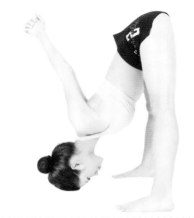

Step 3 吸气,身体和手臂缓缓地抬起。

Step 4 呼气,抬头,身体还原。

3 | 强效收紧后腰

第三式：战士组合式

矫正指数：★★★★☆
燃脂指数：★★★★★
呼吸方式：腹式呼吸
修炼次数：2次
特效塑形部位：腰腹部、背部、胸部、髋部、腿部

收腹瘦腰
魔效

练习要诀
Importance

在练习的过程中，要始终保持两脚跟在同一直线上。用双腿肌肉的收紧，来帮助身体建立稳定的根基。

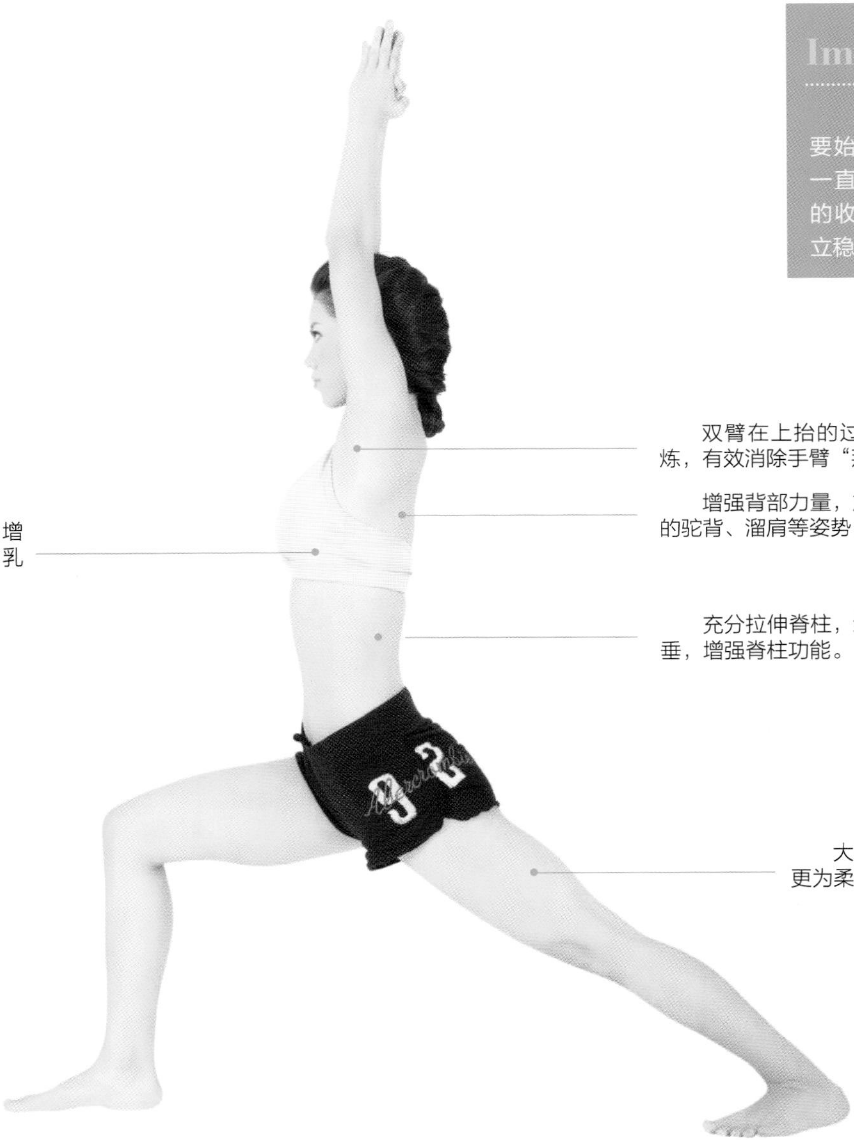

扩展胸部能增强肺活量，预防乳房下垂。

双臂在上抬的过程中得到了充分的锻炼，有效消除手臂"拜拜肉"。

增强背部力量，放松肌肉，纠正不正确的驼背、溜肩等姿势。

充分拉伸脊柱，纠正脊柱弯曲与双肩下垂，增强脊柱功能。

大腿肌肉得到锻炼，变得更为柔韧和紧致。

Please follow me......

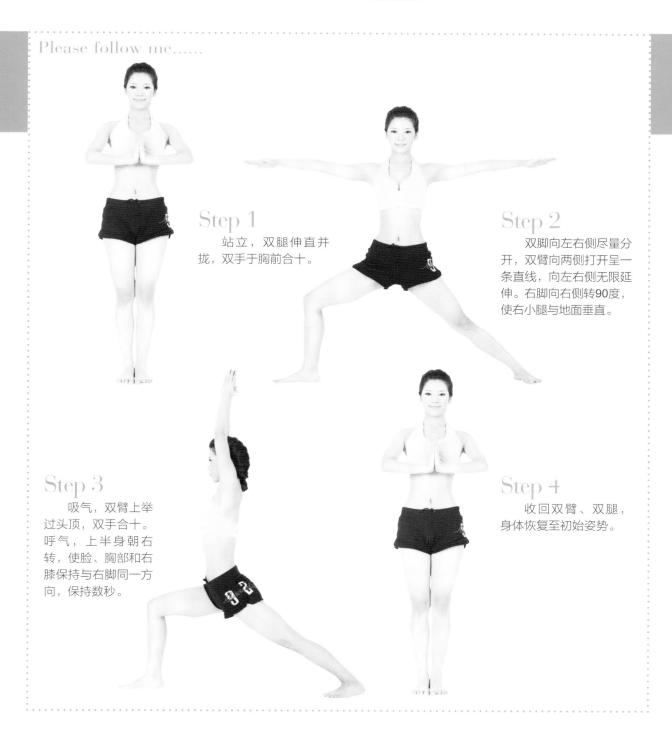

Step 1

站立，双腿伸直并拢，双手于胸前合十。

Step 2

双脚向左右侧尽量分开，双臂向两侧打开呈一条直线，向左右侧无限延伸。右脚向右侧转90度，使右小腿与地面垂直。

Step 3

吸气，双臂上举过头顶，双手合十。呼气，上半身朝右转，使脸、胸部和右膝保持与右脚同一方向，保持数秒。

Step 4

收回双臂、双腿，身体恢复至初始姿势。

4 强效收紧后腰

第四式：站立扭转式

矫正指数：★★★★☆
燃脂指数：★★★★☆
呼吸方式：腹式呼吸
修炼次数：2次
特效塑形部位：腰腹部、背部、手臂、腿部、髋部

收腹瘦腰
魔效

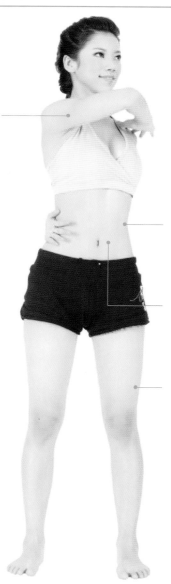

活动肩胛骨，柔化上臂肌肉。

扭转过程中能绷紧和拉伸背肌，美化背部线条。

消除腰腹两侧及腹部的多余脂肪，按摩腹部内脏器官，促进消化功能，消除腹部胀气。

伸展两腿腘窝旁肌腱，优化下肢曲线。

练习要诀
Importance

在练习的过程中，不要转动双腿及骨盆，让扭转从胸椎的位置开始，牵动两侧腰的拉伸。熟悉动作后，可以在每次呼气的时候向后扭转更多。

Please follow me......

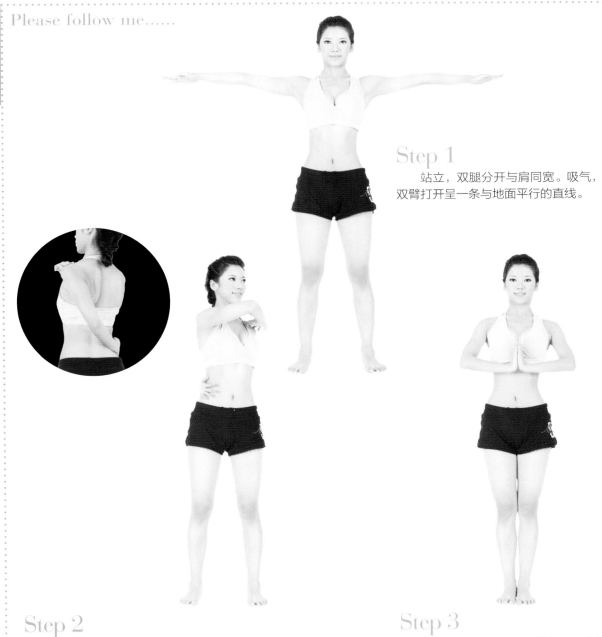

Step 1

站立，双腿分开与肩同宽。吸气，
双臂打开呈一条与地面平行的直线。

Step 2

呼气，右手握住左肩头，左手从背后伸出环绕腰
部，手心向外。身体向左后方扭转，眼睛目视前方。

Step 3

吸气还原，换另一侧练习。重复
3～5次后，身体恢复至基本站姿。

六　柔化下腰腹曲线，
挑战最惹火的比基尼

　　漂亮的下腰腹，正看有两条隐约可见的竖形肌肉，形状仿佛两个竖立的小冲浪板，侧看有微笑般的弧度。女性的腹部肌肉不必像男性那样突张，要体现温柔和性感。柔化的下腰腹曲线需要经常在相应部位进行适当的腹肌锻炼，瑜伽是最理想的选择。松弛的赘肉和干瘪的线条让人打不起精神，随着岁月的流逝，如果仍然放纵在腰腹部作祟的脂肪群，那么有一天可能真的要面对"肉松皮皱"的可怕现实。完美的下腰腹曲线源于运动，开始行动吧，性感的腰腹曲线都是练出来的！

1 | 柔化下腰腹曲线

第一式：仰卧双腿抬立式

矫正指数：★ ★ ★ ★ ☆
燃脂指数：★ ★ ★ ★ ☆
呼吸方式：腹式呼吸
修炼次数：2次
特效塑形部位：腰腹部、
　　　　　　　腿部、髋部

收腹瘦腰魔效

加强了双腿肌肉的力量，使双腿的整体线条更为柔美和紧致。

有效按摩腹部器官，强化内部脏器的功能，提高消化功能，从内而外美化下腹部曲线。

练习要诀
Importance

　　在练习的过程中，始终保持腹部的下沉，让腰后侧完全贴地。练习初期可将双手置于臀部下方，垫起臀部帮助腰部的下沉。在熟悉动作后，可将双手置于臀部两侧的地面上，以增加腹部肌肉的锻炼强度。

放松髋部，使骨盆得到更好的放松与调整。

Please follow me......

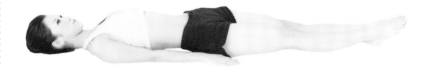

Step 1   仰卧，身体紧贴地面，双腿伸直，
手臂自然垂放在体侧，掌心向下。

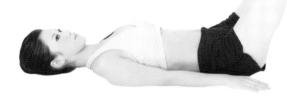

Step 2   双腿伸直，慢慢向上抬起，与地面成
45度角。正常呼吸，保持此姿势约20秒。

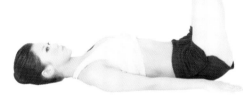

Step 3   双脚继续上举，直至与地面垂
直。自然呼吸，保持此姿势约40秒。

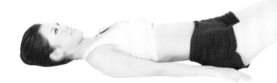

Step 4   双脚慢慢自然下垂，放松。

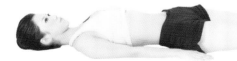

Step 5   呼气，将双腿慢慢放回地面，
身体恢复至初始姿势。

矫正指数：★ ★ ★ ★ ★
燃脂指数：★ ★ ★ ★ ★
呼吸方式：腹式呼吸
修炼次数：2次
特效塑形部位：腰腹部、手臂、腿部、臀部

2 柔化下腰腹曲线

第二式：虎式

收腹瘦腰
魔效

身体上下绷紧时拉伸了整片背肌肌肉群，活动了脊柱的各个关节，美化了后背线条。

充分锻炼臀大肌，收紧臀部线条及带动髋骨运动，预防子宫和卵巢移位。

双腿在支撑和最大限度上抬的过程中得到了充分的收紧和活动，肌肉群力量得到了增强。

双臂作为支撑点，得到了极大的力量锻炼。

最大限度地按摩腹部器官，增强消化系统功能，加速毒素的排出，锻炼腰腹部肌肉群。

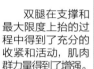

练习要诀
Importance

在练习的过程中，要让腹部肌肉微微收紧，感受如同附在脊椎上方进行伸展与收缩锻炼的感觉。

Please follow me......

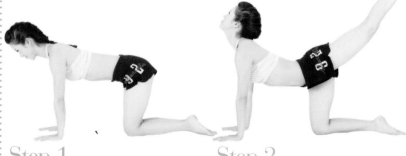
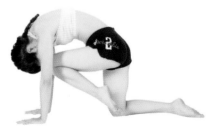

Step 1

身体呈四脚板凳状跪立，双手和双膝着地，脚背贴地。双臂、双大腿分开一肩宽，且与地面垂直。

Step 2

吸气，抬头，塌腰、提臀的同时左腿向后蹬出，尽量抬高左腿，身体重心上提。

Step 3

呼气，低头，收缩腹部，用左膝盖去触碰鼻尖。保持3次自然呼吸后放松，身体恢复至初始姿势，换另一侧做同样的练习。

3 柔化下腰腹曲线

第三式：鱼式

矫正指数：★★★★☆
燃脂指数：★★★★☆
呼吸方式：腹式呼吸
修炼次数：2次
特效塑形部位：腰腹部、颈部、胸部、背部、腿部

**收腹瘦腰
魔效**

双臂在保持动作的同时得到了极大的拉升，紧致了手臂整体线条。

加强双腿肌肉的力量，改善腿部静脉曲张症状。

练习要诀
Importance

在练习的过程中，可借助双手肘的力量推起上身，以保持胸腔向上扩张，减轻头部着力点所承受的压力。

有效地锻炼腰腹肌肉群，释放多余的热量，有助于美化腰腹部线条。

活动了盆骨关节，增强了髋关节支撑力量。

拉伸平时极难活动到的颈部和背部肌肉，在充分的伸展中塑造出紧致的曲线。

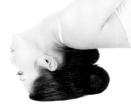

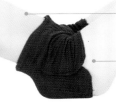

Please follow me......

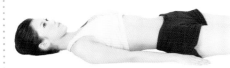

Step 1 仰卧，双臂自然贴放在身体两侧的地面上，掌心朝下。

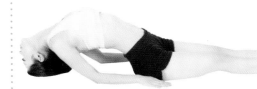

Step 2 一边吸气，一边拱起背部，将头顶轻轻地放在地面上。

Step 3 双臂、双腿伸直并拢，向上抬起，与地面成45度角，保持数秒。呼气，放松头部，身体慢慢还原。

4 | 柔化下腰腹曲线

第四式：站立背部伸展式

矫正指数：★★★★☆
燃脂指数：★★★★★
呼吸方式：腹式呼吸
修炼次数：2次
特效塑形部位：腰腹部、手臂、腿部、臀部

收腹瘦腰
魔效

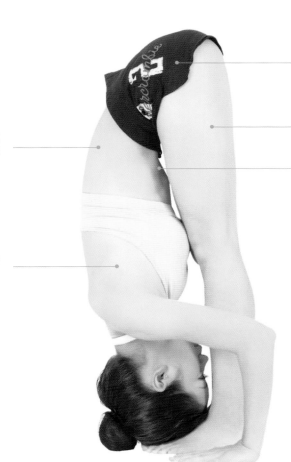

活动髋部，调整骨盆位置，预防歪斜。

全身绷紧时美化腿部肌肉线条，歼灭大腿后侧、内侧顽固赘肉。

腰腹紧贴大腿时能极其充分地拉伸脊柱，有效刺激脊柱神经。

挤压和收缩腰腹，使腹部器官功能得到增强，周边肌肉群得到按摩，能快速燃烧脂肪，消除胃部疾患和腹部的鼓胀感。

充分伸展背部，放松背部肌肉，紧致后腰整体线条。

练习要诀
Importance

在练习的过程中，双腿要始终保持垂直于地面，重心放在前脚掌上，以帮助腰腹肌肉更好地向下伸展。

Please follow me......

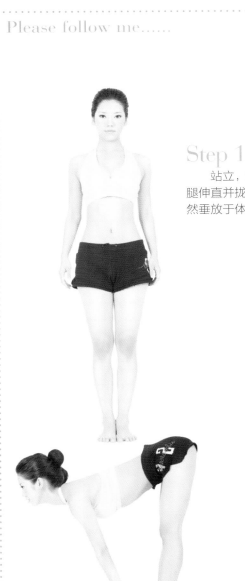

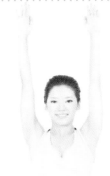

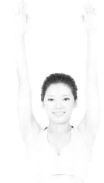

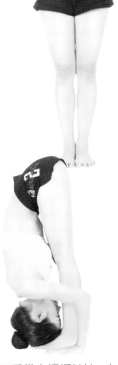

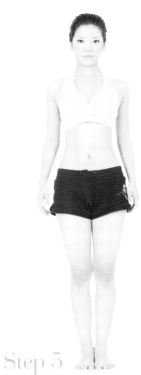

Step 1

站立，吸气，双腿伸直并拢，双臂自然垂放于体侧。

Step 2

双手高举过头顶，掌心向前。

Step 3

吸气，向前弯腰，手臂带动身体向前倾，同时保持脊椎伸展和双腿笔直，指尖点地，头向前看。

Step 4

呼气，双手掌心缓缓触地，与双脚脚踝保持平行。脸部靠近小腿，头顶触碰脚背，保持数秒。

Step 5

呼气，身体恢复至基本站姿。

七 | 增强腰腹部力量，
腹腔器官不下垂才是纤腰根本

　　表面上看似柔弱无骨的腰腹部，其实承载着所有腹部脏器和生殖器官的重量。如果胃、肠、子宫和骨盆一个劲儿地下垂变形，那么不论是多纤细的腰部，也会被这些脏器的重量"压"出小肚腩来。所以，加强腰腹部的力量和支撑力是非常必要的，而腹部训练的成败在于持续刺激腹肌时间的长短。以下是专为锻炼腰腹部肌肉力量而设置的体位法，可以在消除赘肉和紧致线条的同时，强化腰腹部的支撑力量，是防止腹腔器官下垂的最佳选择。

1 | 增强腰腹力量

第一式：鸽子式

矫正指数：★★★★☆
燃脂指数：★★★★★
呼吸方式：腹式呼吸
修炼次数：2次
特效塑形部位：腰腹部、背部、手臂、胸部、腿部

收腹瘦腰魔效

手臂的充分弯曲和拉伸，美化了肩胛提肌和上臂的整体线条。

充分的扩胸，感受胸腔向前推，激活乳房活力，促进淋巴结运动，预防下垂。

通过拉伸上身躯干，能加快腰腹部血液循环，加强腹部的支撑力量。

拉伸和按摩腹部器官及骨盆，促进激素分泌，防止脏器下垂及变形。

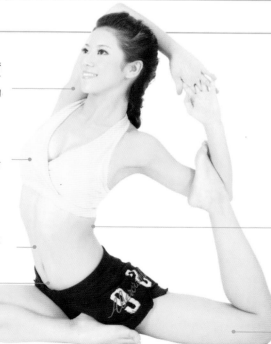

练习要诀 Importance

　　在练习的过程中，意识应集中在胸腔向前推出的动作上，感受腰腹肌肉及大腿后侧肌肉的充分拉伸。

充分伸展脊柱，加快后背血液循环，滋养背部。

双腿得到了充分的锻炼，加强了腓肠肌和胫前肌的力量。

Please follow me......

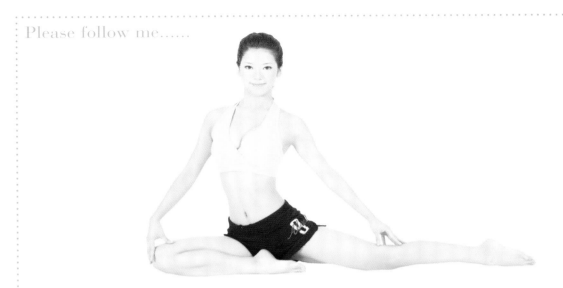

Step 1　长坐在地面上，右脚脚后跟收至会阴处，左腿自然向外侧打开，右手搭放在右腿膝盖上，腰背挺直，目视前方。

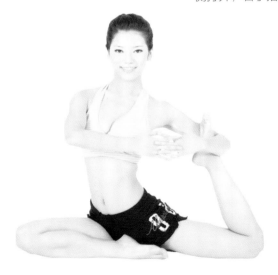

Step 2　左手抓住左脚，使左脚跟靠近腰间。吸气，用左肘弯套住左脚，伸出右手，使左右手于胸侧十指相扣。

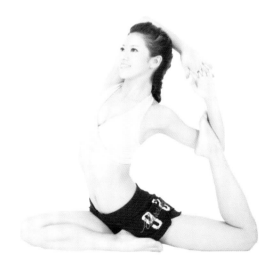

Step 3　呼气，右手绕至脑后，保持与左手相扣，胸腔前推，眼睛看向右上方，保持数秒。身体还原，做另一侧的练习。

2 增强腰腹力量

第二式：肩倒立式

矫正指数：★★★★☆
燃脂指数：★★★★☆
呼吸方式：腹式呼吸
修炼次数：2次
特效塑形部位：腰腹部、手臂、腿部

收腹瘦腰魔效

练习要诀
Importance

在练习肩倒立式不是很熟练时，可以用大毛巾垫在双肩的下方，减轻受力点，以帮助腰腹部更好地伸展和拉伸。

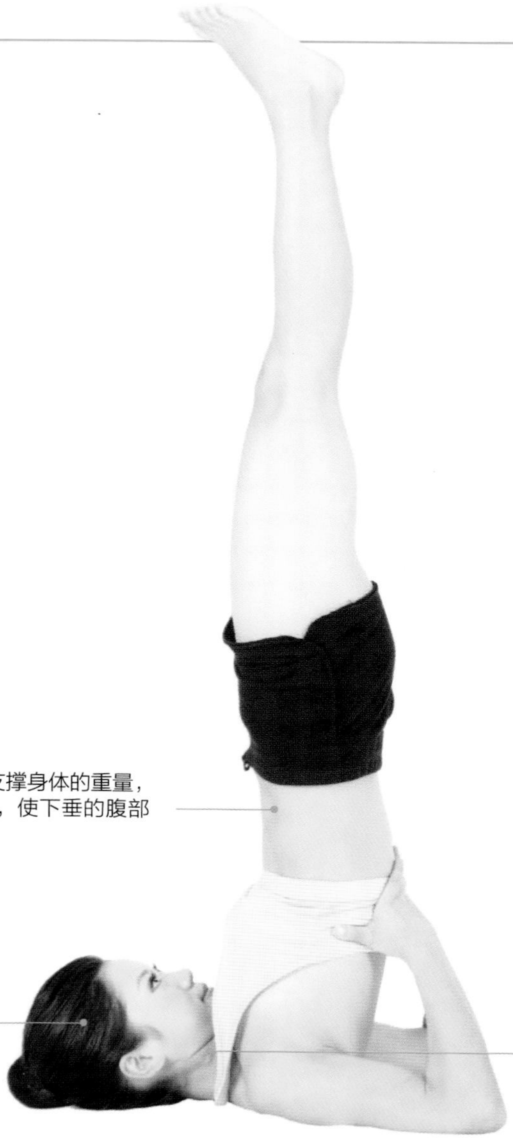

仅靠上臂、肩膀和颈部来支撑身体的重量，能收缩腹肌，消除腰腹部脂肪，使下垂的腹部器官恢复原位。

全身倒立，促进血液循环至颈部及大脑，有助于缓解紧张、失眠、头痛等症状。

甲状腺得到充分的挤压，能刺激甲状腺及消化系统。

Please follow me......

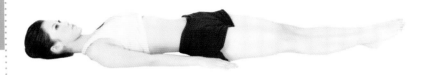

Step 1 仰卧，双腿伸直并拢，双手自然贴放身体两侧，掌心贴地。

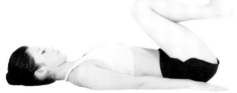

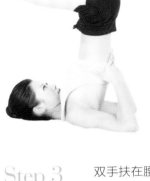

Step 2 吸气，向上抬起双腿，膝盖弯曲，双手按压地面。

Step 3 双手扶在腰间，呼气，双腿离地，膝盖弯曲，大腿慢慢向上抬至与地面平行的位置。

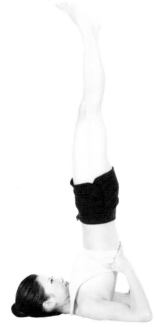

Step 4 吸气，伸直双腿，使背部、臀部、双腿都与地面保持垂直。肩部、头部、上臂和双肘撑地，收下巴抵锁骨，保持数秒。

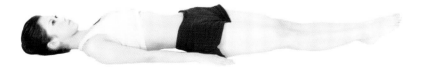

Step 5 呼气，身体慢慢放下，恢复至初始仰卧姿势。

3 | 增强腰腹力量

第三式：束角式

矫正指数：★★★★☆
燃脂指数：★★★★☆
呼吸方式：腹式呼吸
修炼次数：2次
特效塑形部位：腰腹部、背部、髋部、臀部、腿部

收腹瘦腰魔效

矫正脊柱，增强背部肌肉群力量，美化后腰背线条，舒缓坐骨神经痛，防止疝气。

按摩腹部器官，提升下垂的腹部脏器，保养卵巢。

加速骨盆的血液循环，激活髋骨活力，使膀胱、双肾、前列腺更健康。

放松膝关节，强化双腿肌肉力量。

刺激臀大肌，紧实臀部整体曲线。

练习要诀 Importance

在练习的过程中，保持脊柱的伸展与挺直，让头部与臀部向两个方向拉伸。

Please follow me......

Step 1

长坐，脊椎挺直，双手指尖点地，脚掌绷直朝下。

Step 2

脚后跟靠近会阴处，吸气，双手握双脚。

Step 3

呼气，身体向下压，依次把头、鼻子、下巴贴在地板上。双膝贴地，身体尽量贴近双脚，保持数秒。

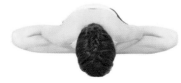

Step 4

起身放松，身体恢复至基本坐姿。

4 增强腰腹力量

第四式：幻椅式

矫正指数：★★★★☆
燃脂指数：★★★★☆
呼吸方式：腹式呼吸
修炼次数：2次
特效塑形部位：腰腹部、背部、手臂、胸部、腿部

练习要诀
Importance

在练习的过程中，收紧腹部并拉伸、挺直背部。熟悉动作后，让大腿与地面平行，加强双腿肌肉的锻炼效果。

活动肩膀的同时还能消除手臂酸痛、僵硬，舒缓疲劳，增强体态平衡。

伸展脊柱，矫正不良姿势，防止驼背。

充分拉伸背部肌肉，紧致和美化后背腰身线条。

加强腰腹部肌肉力量及按摩盆腔器官，有助于下垂脏器的提升和复位。

增强双腿的耐力性，有效消除小腿水肿及柔化肌肉线条。

收腹瘦腰
魔效

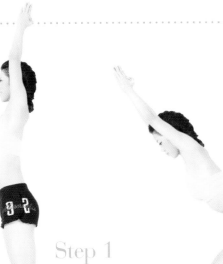

Please follow me......

Step 1

站立，吸气，双臂高举过头顶，双手合十，大拇指相扣，双臂向上夹紧双耳，腰背挺直，目视前方。

Step 2

呼气，屈膝，下压躯干，就好像要坐在一张椅子上一样。正常呼吸，保持这个姿势30秒。

Step 3

放松，身体恢复至初始姿势。

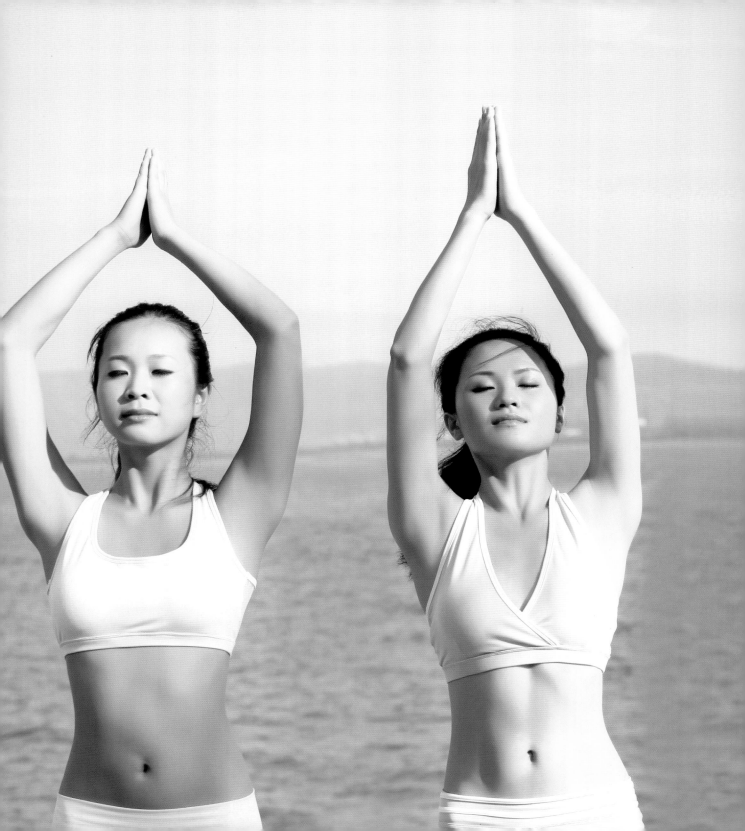

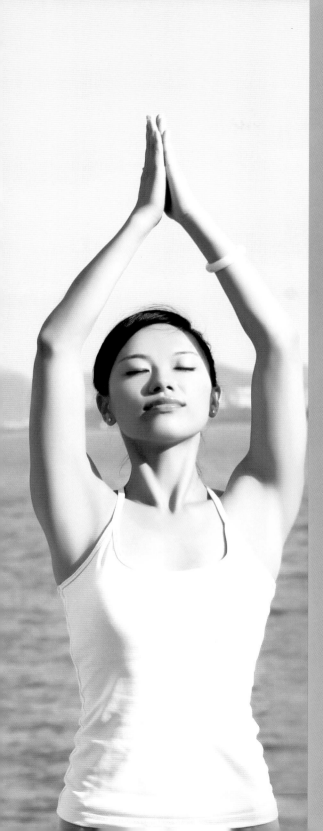

CHAPTER

生活中的
简瑜伽，
随时随地收腹瘦腰

几乎不受场地和时间限制的简瑜伽，
让您充分体验成功瘦身所带来的那种妙不可言的成就感。
记住，只要把握住生活中的每一个空隙，
用一点精力，随时随地做做简瑜伽，
便可以瘦腰减腹，惊喜不断！

一 会呼吸就能瘦腰腹

会呼吸就能瘦？真的有那么神奇吗？没错，相信你所看到的，
只要能熟练地掌握正确的瑜伽呼吸法和技巧，
并在生活中养成习惯、随时练习，享"瘦"真的是一件简单的事。
越来越多的女明星公开表示，
保持完美"S"形身材的秘籍就是她们已经将瑜伽呼吸法融入生活，
变成一种长期而不费力的运动，
其中具有极强燃脂效果的腹式呼吸法最受推崇。
腹式呼吸法和胸式呼吸法之所以能瘦身，
第一是因为它能帮助我们控制食欲，
让我们在一吸一呼间把所有的注意力都转移到呼吸上，
减少对食物的依赖；
第二是因为当我们养成深沉呼吸的习惯时，
内脏也能够同时得到足够的刺激和按摩，
身体的新陈代谢功能也会随之优化，血液的含氧量一旦足够，
脂肪和毒素等废弃物就可以轻松地排出体外。

1 | 呼吸瘦腰减腹

第一式：腹式呼吸法

矫正指数：	★ ★ ★ ★ ★
燃脂指数：	★ ★ ★ ★ ★
呼吸方式：	腹式呼吸
修炼次数：	2次
特效塑形部位：	腰腹部

Please follow me......

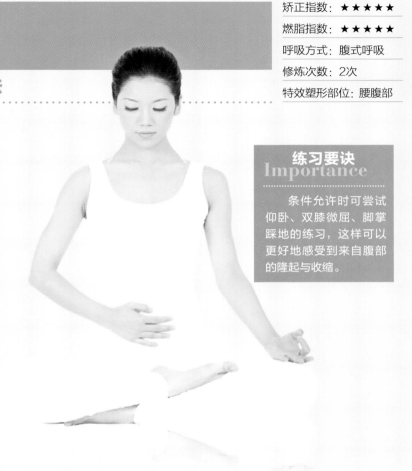

收腹瘦腰魔效

做腹式呼吸时，人体横膈膜的上下运动可以调节肺部容量。随着肺部进出的气体增多，吸入的氧气量也相对增多，而燃烧脂肪需要耗氧，学会腹式呼吸便可轻松地燃烧脂肪。腹式呼吸的同时，下腹部肌肉也得到了运动，久而久之有助于紧致腹部肌肉、消除恼人的小腹；另一方面，气血循环顺畅则神清气爽，神经系统功能可得到强化，紧张和不安的情绪也就随着一呼一吸而消失殆尽。

练习要诀 Importance

条件允许时可尝试仰卧、双膝微屈、脚掌踩地的练习，这样可以更好地感受到来自腹部的隆起与收缩。

Step 1 用半莲花坐姿坐好，双手放在双膝上。

Step 2 将右手轻轻放在腹部，意识放在肚脐上，吸气，用鼻子将新鲜的空气缓慢地吸入肺的底部。随着吸气量的加深，胸部和腹部之间的横膈膜会向下降，腹部内脏器官下移，小腹会像气球一样慢慢地鼓起。

Step 3 呼气，腹部向内、向脊柱方向收紧，横膈膜自然而然地升起。这样可以将肺部的废气完全排出体外，使内脏器官恢复原位。

2 | 呼吸瘦腰减腹

第二式：胸式呼吸法

矫正指数：★★★★★
燃脂指数：★★★★★
呼吸方式：腹式呼吸
修炼次数：10次
特效塑形部位：腰腹部、背部

Please follow me......

收腹瘦腰魔效

胸式呼吸法除了可以锻炼腰腹部，还能重点瘦背部。许多女性穿内衣时背部会被挤压出碍眼的赘肉，更要多练习胸式呼吸法。因为我们在做胸式呼吸的时候，横膈膜会随之上下摆动，肋骨就会左右平行地打开。而肋骨在扩张、收缩的时候，背部的肌肉也会随之运动，坚持练习之后会发现，最难塑形的背部肌肉也会变得紧实、流畅。

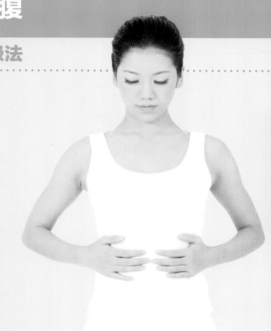

练习要诀
Importance

在练习时，让腹部微微地收紧，充分感受气体只停留在肋骨位置的感觉。

Step 1　用半莲花坐姿坐好，双手放在双膝上。

Step 2　将双手轻轻搭放在肋骨上，两鼻孔慢慢吸气，同时双手感觉肋骨向外扩张并向上提升，但不要让腹部扩张，腹部应保持平坦。

Step 3　缓缓地呼气，把肺部的浊气排出体外，肋骨向内收并向下沉。

瑜伽帮你克服心理进食障碍

　　要怎么样才能管住自己这张嘴？研究表明，运动可以有效地抑制食欲。因为运动能够开启人体的交感神经系统，激发大脑愉悦中枢和内啡肽分泌，愉悦中枢被激发之后，人体会变得更有自制力，摆脱情绪进食的困境。所以，当你有不自觉心理进食欲望的时候，可以通过瑜伽来克服这方面的意志力障碍，因地制宜地进行一些简单的瑜伽伸展运动和腹式呼吸等，这些都是公认并且高效的低强度运动。如果暂时无法完全克服心理进食障碍，这里有一个小建议：实在想吃的时候尽量早吃、少吃。例如想吃冰激凌的时候，尽量选择脱脂无糖的品种，分量是平时的十分之一即可。

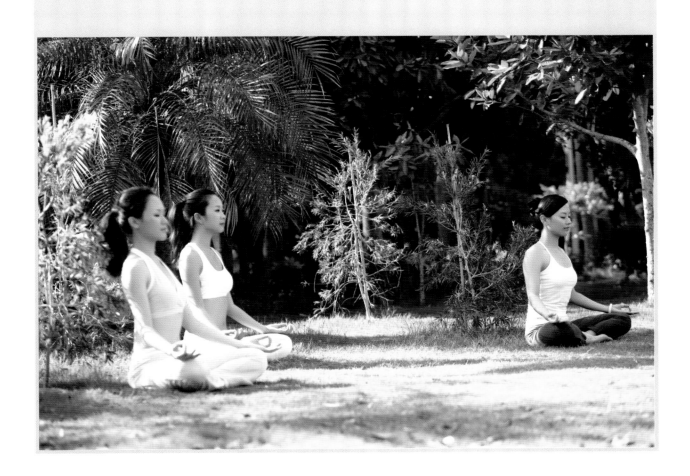

二 以静制动，
击碎腰腹顽固脂肪

　　学习瑜伽坐姿，是练习瑜伽体位法中"坐式体位法"的第一步。瑜伽坐姿能帮助矫正日常生活中导致身材走形的部分错误姿势，可有效改善含胸、驼背、水桶腰、游泳圈、四肢水肿、脏器下垂等症状。研究表明，用瑜伽坐姿静坐下来冥想时，人的呼吸会变缓，心跳会减慢，血压会下降，全身耗氧量降低，血氧饱和度高达百分之百。大脑及内脏器官进入了高度休息状态，已进入"冬眠"的身体会停止对碳水化合物的依赖，而是通过燃烧大量的脂肪来产生能量。所以，巧练瑜伽坐姿，能让你从今以后坐着也能瘦身。

1 | 以静制动纤腰平腹

矫正指数：★★★★★
燃脂指数：★★★☆☆
呼吸方式：腹式呼吸
修炼次数：2次
特效塑形部位：腰腹部、腿部

第一式：全莲花坐

Please follow me......

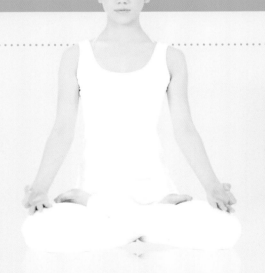

收腹瘦腰魔效

　　莲花在梵文中象征着纯粹的美。
　　全莲花坐是瑜伽中最重要、最有用的体位法之一，也是最佳的冥想坐姿。这个坐姿非常适宜做呼吸、调息练习和冥想，对精神紧张和情绪波动大的人特别有益。此外，全莲花坐姿能够调整骨盆位置，加强腹肌力量，防止内脏器官下垂，美化腿部线条，使双腿更加灵活、柔韧。

练习要诀
Importance

　　在练习时，让小腿肚的肌肉向外展开后，将脚跟拉向肚脐的位置，以帮助更好地盘起全莲花坐。

Step 1　以半莲花坐为起始动作，挺直腰背。
Step 2　将左小腿绕过右小腿外侧，搭放在右大腿根部。
Step 3　双手放在双膝上，保持自然呼吸。

2 以静制动纤腰平腹

第二式：英雄坐

矫正指数：★ ★ ★ ★ ★
燃脂指数：★ ★ ★ ★ ☆
呼吸方式：腹式呼吸
修炼次数：2次
特效塑形部位: 腰腹部、
腿部

收腹瘦腰魔效

倘若练习者觉得盘坐较为困难，那么英雄坐坐姿便是一个很好的
选择。它能促进腰腹部血液循环，加速新陈代谢，减少腿部脂肪，
舒缓膝盖因痛风和风湿症而引起的疼痛。它还能按摩腹腔和盆腔脏
器，强健脊椎，矫正驼背等不正确姿势，使心灵宁静平和，心情舒畅安稳。

练习要诀
Importance

保持背部挺直，深
而长地呼吸，双手放松。

Please follow me......

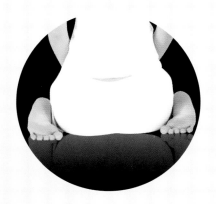

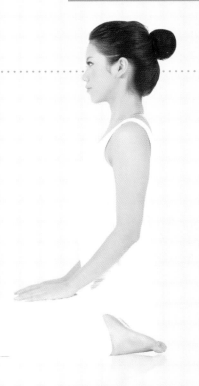

Step 1 双膝并拢跪地，双脚分开与臀部同宽。

Step 2 臀部坐在两脚之间的地面上。

Step 3 脚后跟夹紧臀部，挺直腰背，双手搭放在大腿上。

三 早晚都要瘦
——清晨唤醒活力

　　一天之计在于晨，清晨的床边瑜伽能为你唤醒身体和皮肤，定下全天的运动基调，恢复能持续一整天的活力和朝气。

　　伴随着温和的晨光，练习针对腰腹部的唤醒瑜伽，能让脊柱和腰腹得到充分的拉伸与舒展，加快身体的新陈代谢。深沉而缓慢的呼吸，快速地推动了氧气在血液中的循环，让思维敏捷清晰，头脑更加灵活，一整天都精力充沛。

　　需要注意的是，清晨的肌肉关节处于一天中最僵硬的时刻，练习时应小心缓慢，避免受伤。

1 清晨瘦腰

第一式：半骆驼式

矫正指数：★★★★☆
燃脂指数：★★★★☆
呼吸方式：腹式呼吸
修炼次数：2次
特效塑形部位：腰腹部、胸部、背部、臀部、腿部

扩胸的同时还能增加肺活量，矫正驼背，预防乳房下垂，使脊柱更柔韧。

加强腹肌力量，加快燃烧腰腹部脂肪。

伸展骨盆，调理腹腔脏器，促进消化，缓解便秘，保养女性生殖系统。

充分拉伸背部肌肉群，美化后背肌肉线条。

感觉来自双腿和双臂的拉伸，加速四肢的血液循环及毒素排出，疏通淋巴系统，有效甩掉多余赘肉。

使臀大肌得到锻炼，防止臀部松垮下垂。

练习要诀
Importance

　　在练习的过程中，始终保持骨盆的摆正与前推，以减轻腰椎的受力，充分地拉伸腰部肌肉群。

收腹瘦腰魔效

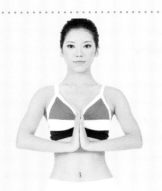

Please follow me......

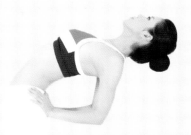

Step 1

跪立，双手合十放于胸前，腰背挺直，目视前方。

Step 2

吸气，双手扶住腰部，髋部前推，脊椎向后弯曲，放松头部，头向后仰，身体慢慢向后仰。

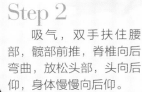

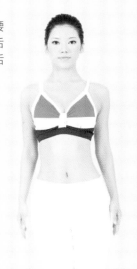

Step 3

吸气，右臂向上伸展，尽量使大腿与地面垂直。头转向左侧，目视前方，自然呼吸，保持数秒。

Step 4

身体还原，换另一侧进行练习。

2 | 清晨瘦腰

第二式：门闩式

矫正指数：★★★★☆
燃脂指数：★★★★★
呼吸方式：腹式呼吸
修炼次数：2次
特效塑形部位：腰腹部、背部、手臂、腿部、髋部

收腹瘦腰魔效

练习要诀
Importance

在练习的过程中，始终保持骨盆的摆正以及髋部的舒展，在熟悉动作后再加强侧弯腰的幅度。

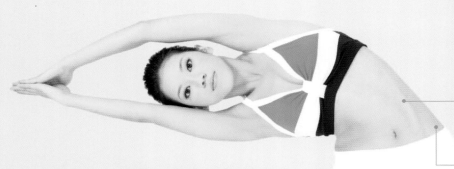

舒展后背肌肉，缓解脊柱僵硬等症状。

充分活动侧腰，紧实腰腹部线条，按摩腹腔脏器，促进体内毒素排出，刺激肾上腺分泌，预防膀胱炎。

灵活髋部肌肉群，帮助骨盆复位。

最大限度地拉伸大腿和手臂，快速消除四肢赘肉。

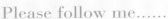
Please follow me......

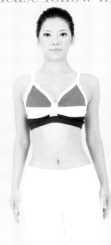

Step 1

跪立，双膝并拢，双脚脚踝并拢，双臂自然垂于体侧，腰背挺直，目视前方。

Step 2

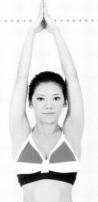

吸气，右腿伸向右方，让右脚与左膝处于同一条直线上，右脚尖指向右方，右膝不要弯曲。双臂上举，双掌于头顶合十。

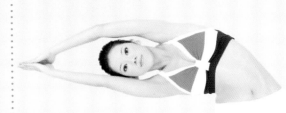

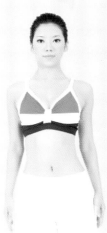

Step 3

呼气，将躯干和右臂屈向右腿，左上臂贴近左耳尽量向右侧下压，头部在双臂之间，保持数秒。

Step 4

呼气，身体还原，换另一侧进行练习。

四｜早晚都要瘦
——睡前"享瘦"快乐

晚上的睡眠时间是女性身体进行新陈代谢的关键时段，只要睡眠的时间和质量得到了保障，尤其在晚上11点到凌晨3点，便可全面修复身体机能。久而久之你会发现，身体变得纤细了，皮肤也更加紧致细滑。

睡前修炼瑜伽，能使身心处于宁静、祥和的状态，彻底地放松大脑，释放压力。很好地伸展身体，可缓和紧张的情绪，消除一天的疲劳，帮助我们拥有完整优质的睡眠。睡前还可以喝一杯牛奶或热水，这样不仅可以促进睡眠，还能加强肠胃的蠕动，保证第二天清晨能顺利解决排便问题。

1　睡前轻松瘦腰腹
第一式：全蝗虫式

矫正指数：★★★★☆
燃脂指数：★★★★☆
呼吸方式：腹式呼吸
修炼次数：2次
特效塑形部位：腰腹部、手臂、背部、臀部、腿部

收腹瘦腰魔效

练习要诀
Importance

在练习的过程中，让双腿分开与髋同宽，并用力地向后伸展，以更好地舒展脊柱。

双腿带动上抬，有效拉伸臀大肌及腿部肌肉，能收紧臀部曲线，加速燃烧双腿脂肪及消除水肿。

充分拉伸手臂，锻炼整个手臂的肌肉群。

上半身在上抬离地的时候也充分拉伸了脊椎和后腰，以此增强的弹力和柔韧性，可缓解坐骨神经痛。

按摩骨盆区域，消除腰腹部多余赘肉，加强肌肉群力量。

Please follow me......

Step 1　俯卧，下巴点地，双臂放于身体两侧，掌心贴地。

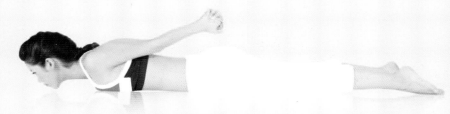

Step 2　双手于背后十指交叉握拳，离臀部约20厘米高度。

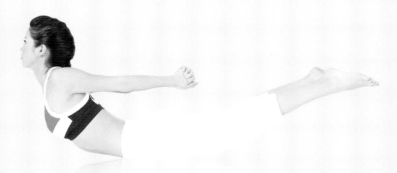

Step 3　　吸气，收缩腹肌，带动上半身、头部和双脚抬离
地面，双臂尽量向后延伸，保持数秒。

Step 4　　呼气，放松，身体慢慢回到地面，双臂打开，掌
心贴地，恢复初始姿势。

2 | 睡前轻松瘦腰腹

第二式：猫式

矫正指数：★★★★☆
燃脂指数：★★★★☆
呼吸方式：腹式呼吸
修炼次数：2次
特效塑形部位：腰腹部、背部、手臂、腿部

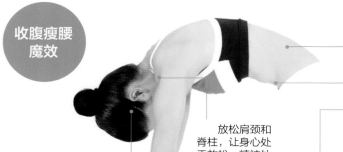

收腹瘦腰魔效

拉伸背肌和脊柱，消除背部僵硬和疲劳，使脊柱更富有弹性。

按摩腹部脏器，收紧腰腹肌肉，激发腰腹部力量，加速脂肪的代谢和燃烧。

加强双臂、双腿的承重力，柔化四肢线条。

放松肩颈和脊柱，让身心处于放松、精神处于愉悦的状态，浑身上下都充斥着舒适的情绪，能助眠、减压。

补养和强化神经系统，改善全身血液循环和促进消化。

练习要诀
Importance

在练习的过程中，要始终保持双手、双腿的稳定性，尽量不动。要注意从尾骨处开始带动整根脊柱的运动。

Please follow me……

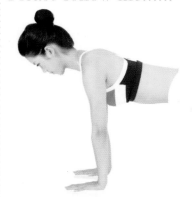

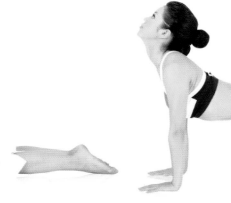

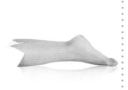

Step 1　身体呈四脚板凳状跪立，双手和双膝着地，脚背贴地。双臂、双大腿分开一肩宽，且与地面垂直。

Step 2　吸气，同时抬头、提臀、挺胸，双眼尽量向上看。

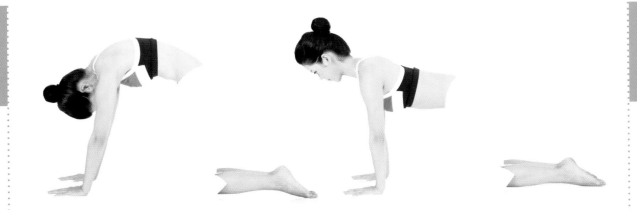

Step 3　呼气，低头，含胸拱背。收紧腹部肌肉，用下巴触碰锁骨，臀部尽量向下沉，大腿始终垂直于地面。

Step 4　重复做5～10次练习后，休息放松，身体恢复至初始姿势。

专栏
知识 **健康瘦秘诀**

抑郁，极易导致腹部肥胖

据荷兰研究人员进行的一项由2200人参加的大规模研究表明：抑郁，极易导致腹部肥胖。长期慢性的抑郁，并不会引起整个人体的肥胖，而是造成腰腹部和内脏之间的脂肪含量大大增加。这是因为人如果长时间处于慢性的抑郁状态中，可以刺激大脑释放一种特殊的荷尔蒙，这种荷尔蒙可以促进人体腹部和内脏的脂肪堆积。研究结果还显示，在患有抑郁的人群中，有不健康饮食和生活习惯的人比例相当高，这也从另一方面促进了肥胖的形成，同样也解释了为

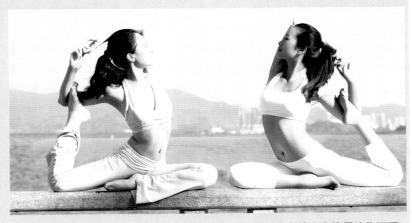

什么很多抑郁症患者到后期多会伴有心血管疾病和糖尿病。因此，忘掉生活中所有的不如意吧，没有什么事值得让你不开心。要谨记，保持良好的心态，不但对我们的精神健康有重大的意义，对我们的身材保持和身体健康也同样重要。

五 | 懒人瘦身法
——站着就能瘦腰腹

每天都被繁琐的工作纠缠着，好不容易缓个神，才发现自己的肩膀已经酸痛得抬不起来了。

这个时候，需要站起来活动一下你那疲劳的身体，让站着就可以练习的瑜伽体位法加快全身的血液循环，改善身体的供血情况。

以下是针对腰腹部的站式瑜伽，不但可以强化身体机能，还能让腰腹部的脂肪快速燃烧，让腰身的线条更为紧致和流畅。这些在生活中可以随意修炼的简便瑜伽体位法，更有利于你随时随地保持窈窕身材。

1 站着就能瘦腰腹

第一式：站立单腿扭转式

矫正指数：★★★★★
燃脂指数：★★★★☆
呼吸方式：腹式呼吸
修炼次数：2次
特效塑形部位：腰腹部、手臂、腰部、胸部、腿部

充分锻炼胸部及按摩胸腔肌肉群，有效地预防乳房下垂。

全身的拉伸能锻炼脊椎和美化后腰身线条。

能按摩腹部脏器，收紧腹部肌肉，对腹直肌和肠道有益，有助于治疗便秘。

双臂带动脊椎拉伸，意识应集中在脚尖上，脚跟离地时拉伸腿部肌肉，塑造腿部流畅紧致的线条。

收腹瘦腰魔效

练习要诀
Importance

在练习的初期，抬起来的一侧腿可以有稍微屈膝，熟悉动作后再逐渐完全伸直，以加强拉伸大腿后侧的肌肉群的力度。

Please follow me......

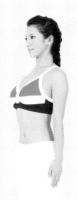

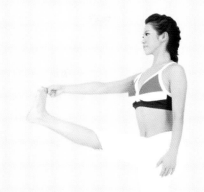

Step 1

站立，腰背挺直，手臂自然
垂放于身体两侧，掌心朝内。

Step 2

吸气，缓缓抬起左脚，
直到用右手可以拉住左脚大
拇趾。

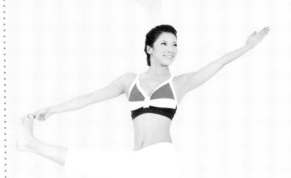

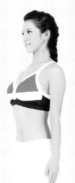
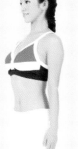

Step 3

呼气，将头部左转，左手
臂完全打开绷直，带动整个身
体向左伸展，感觉脊椎的拉伸
和左脚尖的紧绷感，保持数秒。

Step 4

身体还原，换另一侧重复
练习。

2 | 站着就能瘦腰腹

第二式：扫地式

矫正指数：★★★★☆
燃脂指数：★★★★☆
呼吸方式：腹式呼吸
修炼次数：2次
特效塑形部位：腰腹部、手臂、背部、腿部

活动腰椎及后背肌肉群，使脊柱更加地灵活和健康，紧致后腰身肌肉的整体线条。

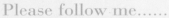

练习要诀
Importance

在练习的过程中，注意保持大腿肌肉的收紧，重心的平稳，有助于上半身流畅地进行摆动运动。

收腹瘦腰魔效

伸展并放松腰腹部、背部的肌肉群，燃烧腰腹部脂肪，促进血液循环，加速毒素排出。

感觉双臂、双腿来回摆动时的拉伸，能有效消除上臂和双腿的多余赘肉。

Please follow me......

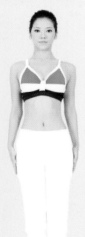

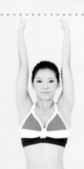

Step 1

站立，双臂自然下垂放于体侧，掌心向内，目视前方。

Step 2

双脚左右尽力分开，吸气，双臂保持平行，尽力向上延伸，掌心相对。

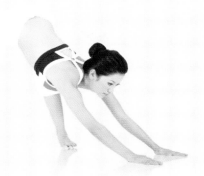
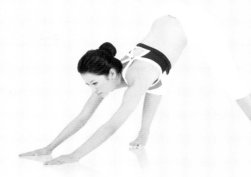

Step 3　呼气，上身向左侧45度角方向前倾，前倾到极限处。身体前屈，双臂下垂，掌心触地。

Step 4　呼气，上身和双臂向右侧横移，直至双臂与右腿平行，掌心依然触地。

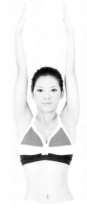
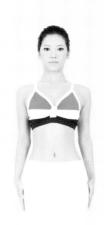

Step 5　吸气，身体还原，反方向重复练习一次。

Step 6　练习3~6次后将身体恢复至初始姿势。

六 懒人瘦身法
——坐着就能瘦腰腹

如今大多数办公室女性，工作中约80%的时间都是在电脑桌前"稳如泰山"般地坐着，身体完全得不到应有的活动。

因此，头痛、肩痛和臃肿的肚腩就像无孔不入的小恶魔，长期困扰着工作忙碌、生活压力大的职场女性。以下的瑜伽体式，只要坐着就可以轻松地练习，桌椅上、沙发上、床上……不要再埋怨繁重的工作扼杀了你运动的权利，其实只要让瑜伽融入生活，就算是坐着，也可以轻松瘦身、快速消灭脂肪，保持完美的工作状态。

1 坐着就能瘦腰腹

第一式：全莲花扭转式

矫正指数：★★★★★
燃脂指数：★★★★☆
呼吸方式：腹式呼吸
修炼次数：2次
特效塑形部位：腰腹部、后背、手臂、腿部

收腹瘦腰魔效

舒展双肩，预防肩痛，有效紧致上臂的线条。

增加脊柱的柔韧性，保持脊柱的弹性和健康，舒缓轻度背痛，消除疲劳，提高精力。

拉伸腹部和后背的肌肉，增强肌肉群的力量，按摩腹部脏器。

活动髋关节，有效预防及纠正骨盆倾斜。

活动膝关节，加强双腿肌肉群力量，美化双腿线条。

练习要诀 Importance

在练习的过程中，可先选择较为易做的半莲花坐进行练习，在熟悉动作后再盘全莲花坐。

Please follow me……

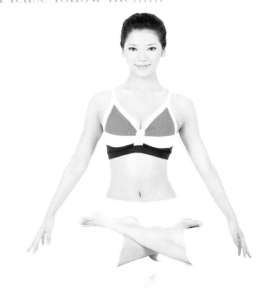

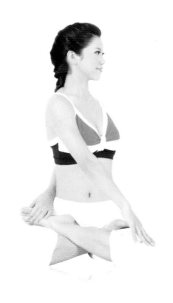

Step 1 以全莲花坐坐好，双臂自然垂于体侧，腰背挺直，吸气，目视前方。

Step 2 右手放在左腿膝盖上，左手从背后穿出，抓住左脚脚趾。呼气，上身和头部一起向左后方扭转，至极限处停留数秒。

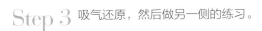

Step 3 吸气还原，然后做另一侧的练习。

2 | 坐着就能瘦腰腹

第二式: 全莲花伸展式

矫正指数: ★★★★★
燃脂指数: ★★★★★
呼吸方式: 腹式呼吸
修炼次数: 2次
特效塑形部位: 腰腹部、手臂、胸部、腿部

收腹瘦腰魔效

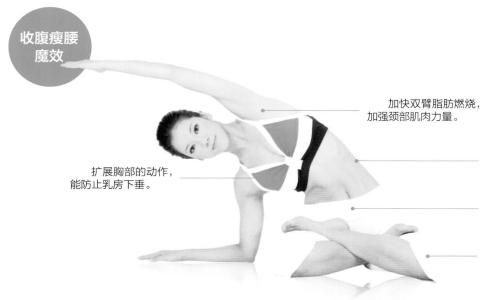

加快双臂脂肪燃烧,加强颈部肌肉力量。

扩展胸部的动作,能防止乳房下垂。

练习要诀
Importance

在练习的过程中,注意保持两侧坐骨重心平稳,以带动上臂肌肉的完全舒展。

侧腰得到充分的伸展,有效紧致腰身曲线。

将身体的能量聚集在骨盆区域,滋养骨盆,预防歪斜。

活动膝关节,加强双腿肌肉群力量,美化双腿线条。

Please follow me......

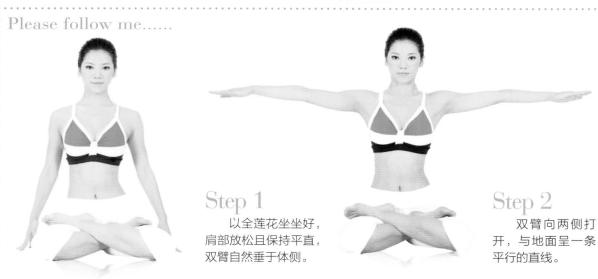

Step 1
以全莲花坐坐好,肩部放松且保持平直,双臂自然垂于体侧。

Step 2
双臂向两侧打开,与地面呈一条平行的直线。

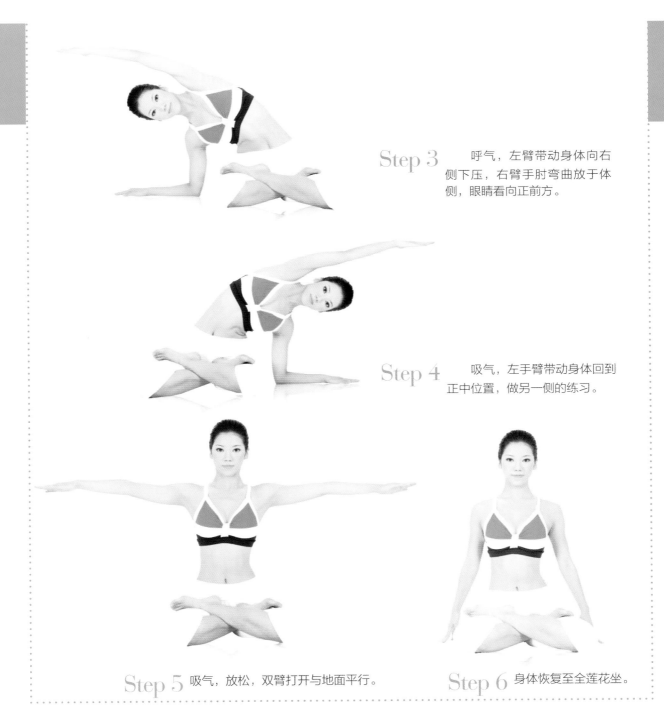

Step 3　　呼气，左臂带动身体向右
侧下压，右臂手肘弯曲放于体
侧，眼睛看向正前方。

Step 4　　吸气，左手臂带动身体回到
正中位置，做另一侧的练习。

Step 5　吸气，放松，双臂打开与地面平行。

Step 6　身体恢复至全莲花坐。

七 懒人瘦身法
——躺着就能瘦腰腹

累了一天回到家里，全身好像散架了一样，一点都不想动，
但是又不想就这样白白地躺在床上消磨时间。
这个时候可以练习几个轻松便捷的床上瑜伽体式，
让身体在休息的状态中也能享受瑜伽带来的拉伸和舒展。
如此一来，不但可以让肌肉得到锻炼，脂肪得到燃烧，
还能加快全身的血液循环，让血液更快地补充到身体的各个部位，
舒缓疲劳的身体，
减轻一天的工作压力。

1 躺着就能瘦腰腹

第一式：剪刀式

矫正指数：★★★★★
燃脂指数：★★★★☆
呼吸方式：腹式呼吸
修炼次数：2次
特效塑形部位：腰腹部、髋部、腿部

收腹瘦腰魔效

紧实腿部肌肉，锻炼双腿的力量和韧性，畅通双腿经络，加速双腿血液循环。

按摩腹部脏器，加快脂肪燃烧，收缩腹肌，强化腰腹部力量。

加强身体的稳定性，增加髋关节的活动度，纠正骨盆。

练习要诀
Importance

在练习的过程中，注意保持腹部的下沉，后背完全贴紧地面。双脚前后打开的幅度可适当地进行调整，在熟悉动作后让腿离地约30度角，以加强腹部肌肉的锻炼力度。

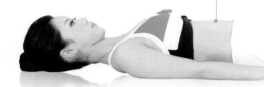

Please follow me......

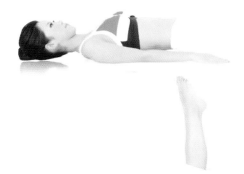

Step 1 仰卧，双腿并拢
伸直，双臂放于身体
两侧，掌心贴地。

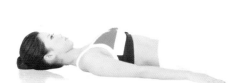

Step 2 吸气，双腿上举，直到
与地面垂直。

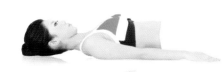

Step 3 呼气，左腿向胸口的方向收近，右腿
则向反方向拉开。双腿保持伸直，呈剪
刀状。

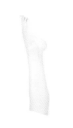

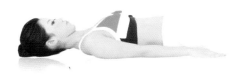

Step 4 吸气，双腿交换动作，如此反复交替
地练习数次，注意保持双腿的绷直。

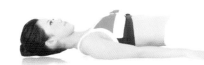

Step 5 呼气，身体恢复至仰卧。

2 躺着就能瘦腰腹

第二式：弓式

矫正指数：	★ ★ ★ ★ ☆
燃脂指数：	★ ★ ★ ★ ★
呼吸方式：	腹式呼吸
修炼次数：	2次
特效塑形部位：	腰腹部、手臂、胸部、臀部、腿部

收腹瘦腰
魔效

练习要诀
Importance

在练习的过程中，需保持肩膀的向后展开，在熟悉动作后再加大双臂抬起的幅度。

臀部及双腿的肌肉得到了最大限度的拉伸和收紧，美化了下半身的整体线条。

加强脊柱及后腰肌肉的弹性及灵活度，美化后腰线条及缓解椎间盘突出症状。

扩展前胸及肺部，增加肺活量，预防乳房下垂。

促进腹部周围的血液循环，加速代谢，改善消化功能，消除多余赘肉。

Please follow me......

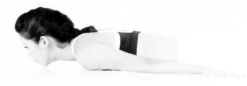

Step 1　　俯卧，下巴点地，双臂
放于身体两侧，掌心贴地。

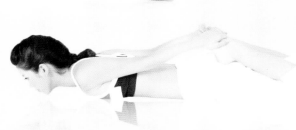

Step 2　　弯曲双膝，将小腿尽量收
近臀部，双手向后抓住双脚
脚踝。

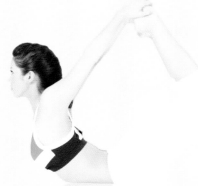

Step 3　　吸气，双臂带动腿部
向上抬离地面，使身体呈
"弓"状，顺畅自然地呼
吸，保持数秒。

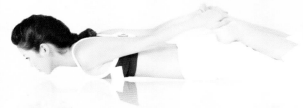

Step 4　　呼气，先让上半身缓缓着
地，使下巴点地、脚后跟触臀。

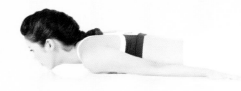

Step 5　　放开双手，双腿还
原，恢复至初始姿势。

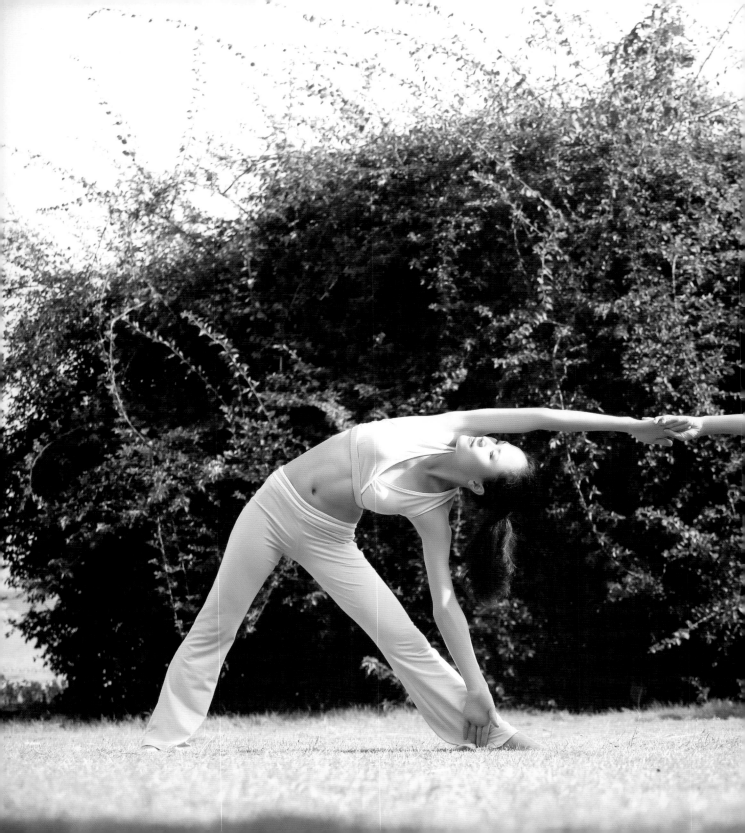

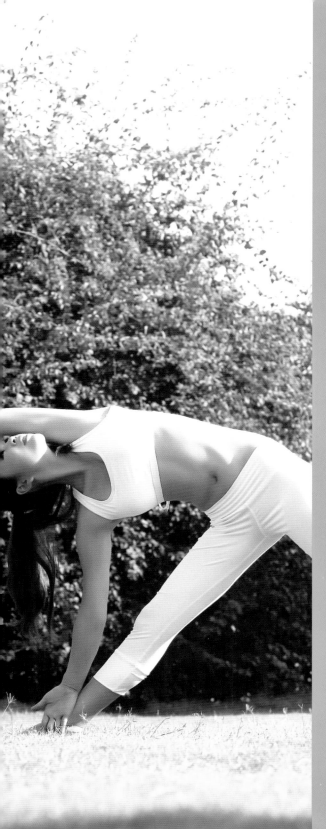

CHAPTER 5

源于古老印度的
特效瘦腰排毒秘法，
帮你实现不复胖的
终极梦想

体重，仿佛一盏悬在女人头顶的红色预警灯，
让我们每次都小心翼翼地计算着吃下的卡路里，
生怕稍有不慎就被反弹这个"恶魔"挡住了前进的方向。
瘦了就不愿意再胖回去，因此如何修炼成永瘦体质是许多人
急切关心的问题。
许多人身体中段臃肿，是因为囤积了过多的毒素。
研究发现，只要把体内的毒素清理干净，体重便能轻而易举
地减轻1~2千克。

印度经典瘦腰腹秘方
——商卡排毒瑜伽

商卡，是清理消化道最为安全有效、易于被常人所接受的一种方法。"商卡"的梵文，音译就是"商卡普拉刹拉那"。"商卡"的意思是海螺，指海螺形的肠道，"普拉刹拉那"就是彻底洗干净的意思。事实上，这不仅仅是一种洁肠方法，它还能清洁从口腔到肛门及尿道的整条进食与排泄通道。

练习方法：

因为商卡会将很多潜在的健康隐患显现出来，所以会存在着很多身体的反应。一次商卡课程需要2~3小时，建议最好选择休息日来练习。清早练习前喝两杯200毫升的淡盐水，然后练习5个固定体式（每个做6遍）。练习完之后再喝两杯淡盐水，重复5个固定体式。以此类推，总共做3组。

A 配制：

纯净水（1000毫升），生理盐水（1000毫升），5%葡萄糖水（500毫升），水溶性合成维生素两片(因成年健康群体的胃在一次中度充盈时，容积约在1500毫升，当然，也和你平时的饮水量有关系，但练习的过程中，尽可能要比平时的饮水量大，以免影响效果)。

B 体位：
1. 摩天式：6组
2. 风吹树式：6组
3. 腰部扭动式：6组
4. 眼镜蛇扭转式：6组
5. 腹部按摩功：6组

1 轻松排毒
第一式：摩天式

矫正指数：★★★★☆
燃脂指数：★★★★☆
呼吸方式：腹式呼吸
修炼次数：6次

练习要诀
Importance

练习后1小时内请不要进食任何食物，恢复饮食后的第一餐尽可能素食，且要求是清洁卫生、易于消化的食物。练习过程中如果需要排泄，不要憋着，可排泄完休息一会儿再继续练习。患有胃溃疡和十二指肠溃疡以及肾功能不全的学员应该避免做商卡练习；高血压患者在练习过程中不要饮用生理盐水；腰椎有问题的学员不要做眼镜蛇扭转式。

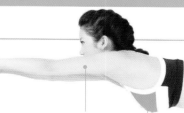

双臂带动身体拉伸，能有效消除上臂的多余赘肉。

充分锻炼胸部，有效预防乳房下垂。

按摩腹部脏器，收紧腹部肌肉，对腹直肌和肠道有益，有助于缓解便秘。

排毒减脂魔效

全身的拉伸能锻炼脊椎，美化后腰肌肉群线条。

脚跟离地时拉伸腿部肌肉，塑造腿部流畅、紧致的线条。

Please follow me......

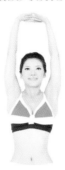
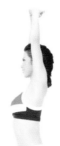
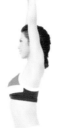

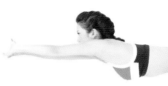

Step 1

站立，腰背挺直，双腿并拢。双臂竖直上举，双手十指交叉，掌心翻转朝上。

Step 2

吸气，踮起脚尖，身体尽量向上伸展，感受整个背部的拉伸，保持数秒。

Step 3

呼气，脚跟落地，双臂带动上半身向前向下伸展，直至与地面平行，使整个身体成直角，保持数秒。

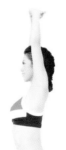
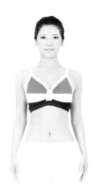

Step 4

吸气，抬头，双臂上举。再次抬起脚跟，把整个身子向上方伸展，感觉到脊椎的拉伸，保持数秒。

Step 5

脚跟着地，身体恢复至初始站姿。

2 | 轻松排毒
第二式：风吹树式

矫正指数：★★★★★

燃脂指数：★★★★★

呼吸方式：腹式呼吸

修炼次数：6次

排毒减脂魔效

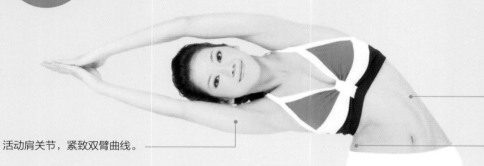

活动肩关节，紧致双臂曲线。

此体式考验平衡力和意志力，左右摇摆之间带动两侧腰肌运动，加强了肌肉群的力量和弹性。

充分拉伸脊柱，加强了背阔肌的力量。

活动髋部，带动骨盆运动，有效预防骨盆歪斜。

加强身体的稳定性与平衡度，美化身体的整体曲线。

Please follow me......

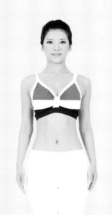

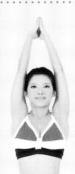

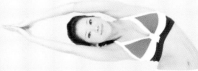
Step 2
吸气，保持手指相扣，双臂伸直，高举过头顶，上臂尽量拉到耳朵后侧。

Step 1
站立，双腿伸直并拢，双手自然垂于体侧，腰背挺直，目视前方。

Step 3
呼气，向右侧弯腰，保持2～3次呼吸，充分感受左侧腰肌拉伸紧绷的感觉。

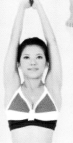

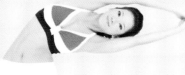

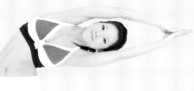

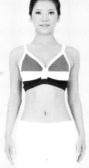

Step 4
吸气，上半身回正。

Step 5
呼气，双臂带动上半身向左侧弯腰，保持2～3次呼吸，充分感受右侧腰肌拉伸紧绷的感觉。

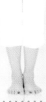
Step 6
双臂带动上半身回正后，身体恢复至初始站姿。

3 | 轻松排毒

第三式：腰部扭动式

矫正指数：★★★★☆

燃脂指数：★★★★☆

呼吸方式：腹式呼吸

修炼次数：6次

排毒减脂
魔效

充分活动骨盆区域，加强髋关节力量，预防骨盆歪斜。

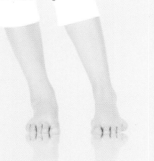

上半身尽量拉伸到最远处，能减少双臂多余赘肉，提高身体的代谢能力。

腰腹部扭转时刺激腹腔，按摩脾脏和肝脏，提高肠胃消化功能。

扭腰摆动时能有效矫正脊柱及拉伸后腰肌肉群，改善不良姿势。

收紧双腿肌肉曲线，消除多余赘肉。

Please follow me……

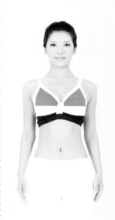
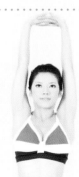

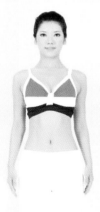
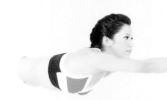

Step 1

站立，双脚并拢，双臂自然垂于体侧。

Step 2

吸气，双脚分开，略小于肩宽。两臂高举过头，双手十指交叉，掌心翻转朝上。

Step 3

呼气，双臂带动上半身慢慢弯下，直到上半身与地面平行，两眼目视前方。

Step 4

呼气，双手带动身体尽量转向左方，保持数秒。

Step 5

呼气，保持同一姿势将身体转向右方，停留数秒。

Step 6

缓缓抬起上半身，身体恢复至初始姿势。

4 | 轻松排毒

第四式：眼镜蛇扭转式

矫正指数： ★ ★ ★ ★ ☆
燃脂指数： ★ ★ ★ ★ ☆
呼吸方式： 腹式呼吸
修炼次数： 6次

排毒减脂
魔效

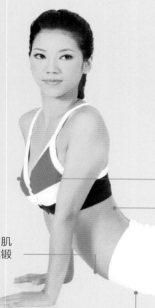

扩展胸部，强健心肺部，柔软脊椎。

强健背部的肌肉和韧带，促进背部
血液循环，缓解背痛和轻微的脊椎损伤。

最大限度地拉伸腰腹部肌
肉，使附近肌肉群得到充分地锻
炼和拉伸。

身体还原时，血液流向双肾，
能加强肾脏和生殖器官的功能。

Please follow me......

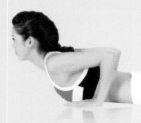

Step 1   俯卧，双腿打开，双手手掌放在胸腔两侧的地面上，双
臂弯曲，上臂与地面保持平行，头部向上微微抬起。

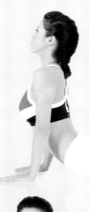

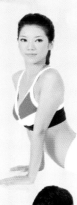

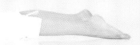

Step 2　　吸气，用双臂的力量撑起上半身，腰背挺直，目视前方。

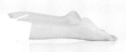

Step 3　　呼气时头和上半身向左后方扭转，眼睛看向脚后跟，手臂不要弯曲。

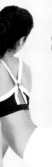

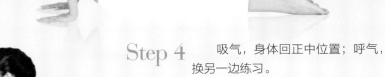

Step 4　　吸气，身体回正中位置；呼气，换另一边练习。

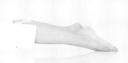

Step 5　放松，身体恢复至初始姿势。

5 | 轻松排毒
第五式：腹部按摩功

矫正指数：★★★★☆
燃脂指数：★★★★☆
呼吸方式：腹式呼吸
修炼次数：6次

排毒减脂
魔效

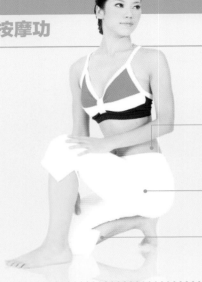

加速腰腹部脂肪代谢，在扭转中快速消除多余赘肉，强化腰腹部肌肉群力量。

挤压、按摩盆腔内的脏器，调理子宫、卵巢气血，改善宫腔内的微循环，消除积累的毒素后可缓解经痛、宫寒、腰酸背痛等症状。

加快双腿的血液循环，加强双腿肌肉的力量，改善腿部静脉曲张。

Please follow me......

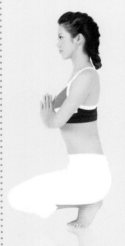

Step 1
蹲下，脚尖点地，腰背挺直，双手于胸前合十，目视前方。

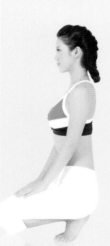

Step 2
双手放在大腿上，掌心朝下，膝盖往下压。

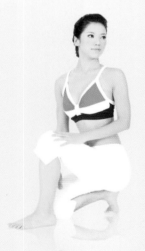

Step 3
保持蹲姿，左脚向前迈至右膝旁，左手放在左膝上，右手搭在右大腿上，左脚掌着地，右膝盖和右脚尖点地。吸气，将身体转向左方，双眼注视左后方。

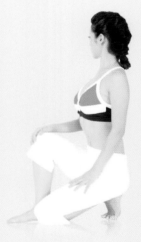

Step 4
吸气，恢复至下蹲的姿势，换另一侧重复练习。

健康瘦秘诀

运动排毒，出点汗

　　出汗是最积极主动且健康的代谢过程。我们身体的淋巴循环系统、血液携氧水平、心脏强健程度、肺功能、排泄系统、内心舒适感、情绪的好坏等都可以靠运动来改善和调节。现代的生活方式和技术水平使我们越来越趋向于静坐不动的亚健康状态，严重缺乏锻炼。所以，全面健康的生活要点就是运动排毒。专家认为，把瑜伽锻炼等温和的有氧低碳运动作为生活方式的一部分，是快速脱离亚健康生活状态的制胜法宝。

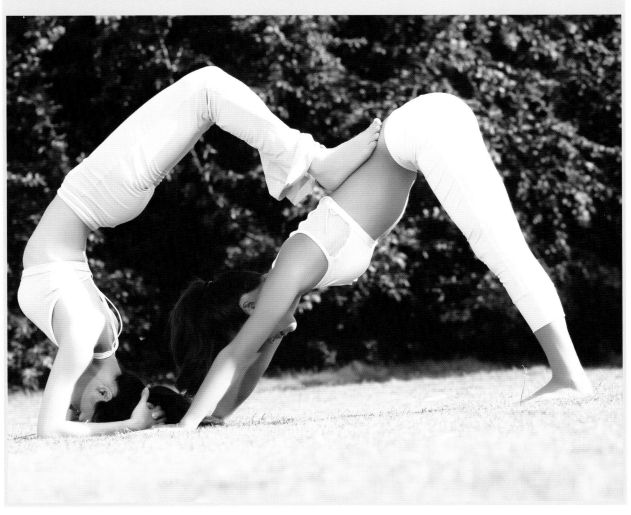

二 印度经典瘦腰腹秘方
——瑜伽排毒调息法

瑜伽中的呼吸过程被称为调息。正所谓"呼吸就是生命"，瑜伽的呼吸能增加体内细胞的氧气吸收量，也包括脂肪细胞，氧气吸收量的增加能使得更多的脂肪细胞加速燃烧代谢。

瑜伽调息不仅能按摩腹腔器官，达到对内脏的自我调节，加强肠胃的蠕动，促进溶解脂肪的消化酶分泌，还能增强腹肌力量，消除腹壁脂肪，使全身血液循环加快，达到排毒、消脂的效果。

在调息的过程中，能对大脑皮层和皮下中枢、自主神经系统和心血管系统起到良好的调节作用，从而使控制食欲的脑部功能正常运作，能有效管住我们贪吃的小嘴，防止过度摄食。

收腹瘦腰魔效

太阳式调息是一种可以让头脑变得更清晰的调息法。用鼻子吸气，呼气时要用稳定的喉呼吸方式，并且中间有悬息连接。它可以洁净鼻窦和鼻腔，使脾脏、肝脏、胰脏的活动旺盛有力，缓解哮喘病和咽喉炎，增强食欲，对肺结核、胸膜炎有辅助治疗的作用。它还可以预防头部血栓的形成，使人神清气爽、压力倍减，让身体瞬间变得活力四射。

1 排毒瘦腰腹调息法
第一式：太阳式调息法

Please follow me......

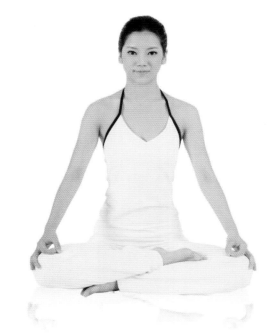

Step 1

选择一种舒适的瑜伽坐姿，闭上双眼，放松身心，双手放在膝盖上，大拇指和食指相扣，掌心触碰膝盖。

矫正指数：★ ★ ★ ★ ★
燃脂指数：★ ★ ★ ★ ☆
呼吸方式：腹式呼吸
修炼次数：6次

练习要诀
Importance

在练习的过程中，要始终保持脊柱的挺直与伸展，让腹部得到更好的放松。

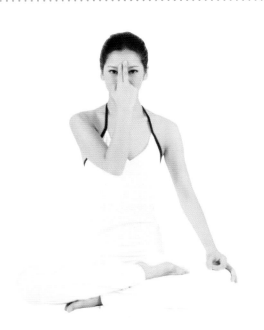

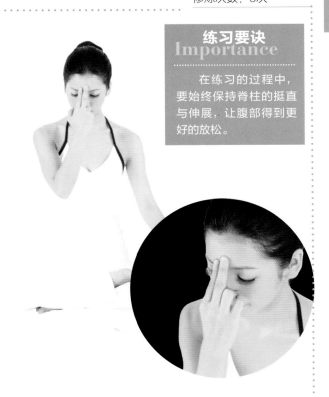

Step 2　　睁开双眼，伸出右手，食指、中指放在眉心处。用无名指盖住左鼻孔，用右鼻孔做腹式呼吸。吸气时要自然缓慢，呼气时要用力吐尽，做10~20次的完整呼吸。

Step 3　　最后1次呼气时，尽量呼出肺部的空气，关闭两侧鼻孔，尽量长久地悬息。然后恢复正常呼吸，换左鼻孔练习，建议练习2~5个回合。

2 排毒瘦腰腹调息法

第二式：清理经络调息法

矫正指数：★★★★☆
燃脂指数：★★★★☆
呼吸方式：腹式呼吸
修炼次数：6次

收腹瘦腰魔效

清理经络调息法，也叫"左右交替呼吸法"，是每天都可以练习的重要调息法。它通过左右鼻孔交替式呼吸的方法让冷与热、静与动达到平衡，从而清理左右经脉，让生命之气畅通地流动。通过进行经络调息能帮助身体清除多余的毒素和垃圾，特别是能调节消化系统的功能，让身体的血液循环和新陈代谢加快，使身心保持纯净。

练习要诀
Importance

在练习的过程中，配合腹式呼吸可以让呼吸更深长。

Please follow me……

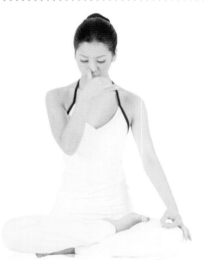

Step 1

选择一种舒适的瑜伽坐姿，伸出右手，弯曲食指和中指，用大拇指关闭右鼻孔，通过左鼻孔吸气。

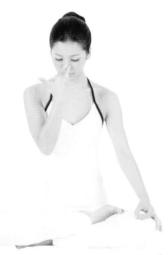

Step 2

接着，用无名指关闭左鼻孔，通过右鼻孔呼气。

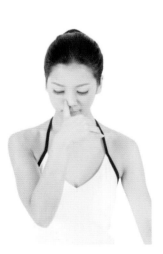

Step 3

关闭右鼻孔，通过左鼻孔呼气。这样就完成了1个回合，可以连续做25个回合。

3 | 排毒瘦腰腹调息法

第三式：展臂调息法

矫正指数：	★ ★ ★ ★ ☆
燃脂指数：	★ ★ ★ ★ ☆
呼吸方式：	腹式呼吸
修炼次数：	6次

收腹瘦腰魔效

展臂调息法能通过手臂和腹式呼吸的配合来稳定身体和心灵。对于大量运动后的神经系统紊乱，它可以起到非常有效的调整作用。它还能有效地加快腰腹部脂肪燃烧，帮助扩展胸部，使肺部顺畅呼吸，同时能温柔地刺激手部末梢神经，是一种大量运动后极好的调息练习。

练习要诀
Importance

在练习的过程中，让动作跟随着呼吸，体会呼吸主导一切的感觉。

Please follow me......

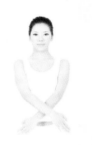

Step 1
瑜伽基本站姿，双手交叉，自然垂于脐下。

Step 2
吸气，双臂高举过头，向左右伸展，头向后仰。

Step 3
呼气，双臂向体侧缓缓打开呈一条直线，头回到正中位置。

Step 5
最后一次呼气时，将双臂落至体侧，指尖应有微微发热的感觉。

Step 4
再次吸气，双臂高举过头顶，向左右伸展，反复练习4次。

4 排毒瘦腰腹调息法

第四式：吹气式调息法

矫正指数：★★★★☆
燃脂指数：★★★★☆
呼吸方式：腹式呼吸
修炼次数：6次
快速塑形部位：全身

Please follow me......

排毒减脂魔效

任何人都能做吹气式调息法的练习，完全不受调息程度深浅的限制。各场时间、地点或姿势都可以进行练习。它可以降低身体温度，调节神经系统，使人心灵宁静、安详，迅速恢复精力，加速身体的新陈代谢，强健腹部器官，使腹部强壮、腰部苗条。

练习要诀
Importance

在练习的过程中，让吸气保持自主的状态，呼气时使用上腹部的力量，熟悉动作后可以加快呼吸的节奏。

Step 1　以舒适的坐姿坐好，脊柱挺直，双手置于大腿上方。

Step 2　　嘴用力呼气，好像在吹蜡烛一样。呼气时收腹，之后放松，均匀并缓慢地重复做60次，休息几秒钟后重复练习。

印度经典瘦腰腹秘方
——瑜伽排毒收束法 三

在瑜伽中，收束法意为"封锁、控制"，其主要意图是控制内在的气息，使之能停留在某些脉轮之处，借以保护能量和输送能量。瑜伽认为，通过收束法的练习，可以将身体的不同部位收缩和绷紧，从而按摩体内器官，刺激和支配这些器官的神经，使有害毒素快速排出体外，让人们更加有效地利用自己的身体资源。它还能防治胃肠炎、消化不良等疾病，可以辅助治疗血液和呼吸系统方面的疾病。

1 排毒瘦腰腹收束法

第一式：瑙力腹部滚动法

矫正指数：	★★★★☆
燃脂指数：	★★★★☆
呼吸方式：	腹式呼吸
修炼次数：	1次
快速塑形部位：	腰腹部

Please follow me......

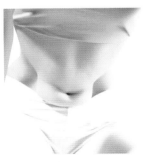

练习要诀
Importance

在完全空腹的状态下，练习腹部的直接收紧，熟悉动作后可以加大腹部的转动幅度。

Step 1

站立，双腿分开与肩同宽，略屈双膝。上身从腰部向前弯曲，双掌贴放在大腿上。先深深吸气，然后快速呼气，使所有空气从肺部排空。悬息，腹部尽量向脊柱紧缩，肋骨和骨盆间形成凹窝。

Step 2

收腹1~2秒后，将腹部肌肉坚定有力地向下、向外推出，使肋骨和骨盆之间呈凸起状。

Step 3

继续闭气悬息，用意识控制凸起的腹直肌，使其尽量向左侧移动，然后还原，再向右侧移动。当腹部肌肉再次回到正中时，直立身体，抑制住大口快速吸气的冲动，有控制地深长而缓慢地吸气。休息30秒，再重复练习3~5次。

2 | 排毒瘦腰腹收束法

第二式： 坐式收腹收束法

矫正指数：★★★★☆
燃脂指数：★★★★☆
呼吸方式：腹式呼吸
修炼次数：1次
快速塑形部位：腰腹部

Please follow me......

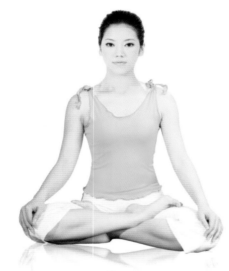

练习要诀
Importance

在完全空腹的状态下练习，会更易感受到来自腹部的内收和夹紧。

Step 1　选择一种舒适的瑜伽坐姿，放松身体，双手放于两膝上，吸气。

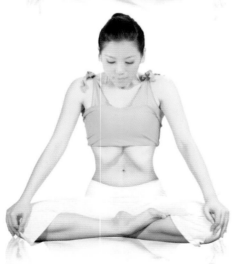

Step 2　呼气，将肺部空气排空，然后悬息，将腹部肌肉向内、向上收缩，尽量长久地保持此姿势。至极限处，慢慢放松腹部肌肉，然后吸气。放松休息片刻后，再重复练习3～5次。

瑜伽女神的饮食秘诀
——纤纤细腰吃出来   四

瑜伽饮食讲究洁净，倾向于素食，但是不强求。如果一个人每天吃肉，那么最好能改成隔天吃肉，从吃大块肉，改成荤素搭配；在烹饪上最好简单，尽量少吃煎炸类食物；注意按时进餐，不要不吃，也不要毫无节制地暴饮暴食。

瑜伽认为，一个人吃的食物不仅影响身体和肌肤状态，同时也影响心灵和意识。因此，每个月一到两次的断食，不吃任何东西，只喝柠檬水和温水，不仅可以清洁身体，让聚集在体内的毒素快速排出，还可以让消化器官好好地休息，让身体更加洁净、健康。

瑜伽不赞成任何极端的方式，以下是根据现代人的生活规律制订的周末断食排毒法，想温和地尝试断食疗效的女士不妨一试，只要身体感觉愉悦，就是最适合你的方法。

1. 瑜伽断食法让你变得苗条健康

自人类有文字以来，就有了关于断食的记录。

哈达瑜伽认为要进行良好的瑜伽练习，必须配合良好的饮食。《诃陀瑜伽灯论》要求瑜伽行者节食，胃的四分之一应该保持是空的，而且认为适当地断食会让人在控制心智方面发挥巨大作用。

相比之下，现代人的饮食往往更注重能量的获取，而忽视身体毒素的定期排除。通过合理地断食，可以高效、安全、快速地释放藏在人体深处的毒素，并且使身体各个器官得以充分休养，使整个身心焕然一新。

营养专家认为，一天的短期断食并不会给身体带来很大的伤害。现代生活中，很多人日常饮食中脂肪和碳水化合物摄入量都有所超标，周一到周五吃得太油腻，所以周末可以吃得清淡一点。如果每两个月实践一次，在一定程度上便可以让肠胃得到休息。断食期间喝蔬果汁或酸奶，可以补充蛋白质和维生素。需要注意的是，超过一天的断食不能太频繁，如果每周都做，会干扰营养的正常摄入，打乱机体的新陈代谢，反而加重肾脏负担，并产生胃病隐患。

■ 断食的准备工作

在断食前一两天先吃无肉且膳食纤维量高的食物，例如大量蔬菜、水果、粗粮等。早上开始断食，可饮用流质食物及一点果汁，并做一些瑜伽姿势的练习。如果你对蜂蜜不过敏，可以吃少量的蜜糖，不要用其他糖来代替。

按个人不同体质及体内毒素积累程度的不同，不

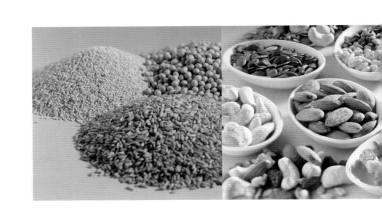

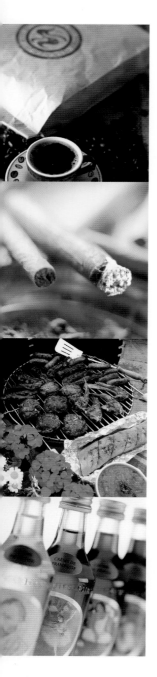

同人在断食期间有不同的感受。大部分人在第一次断食或突然站起来时会感觉累或头晕，这是正常现象，不用担心。

■ 断食的基本原则

- 断食期间尽量多喝温水，帮助体内排毒和清洁，效果较佳。
- 开始断食时，如果感到肚子饿，没有体力，表示身体毒素多，可喝柠檬水或温水，断食效果较佳。
- 当身体感到有燥邪时，最好喝柠檬水或温水。
- 生病时最好请教瑜伽老师，让其指导如何断食。
- 怀孕的妇女及成长中的小孩不应断食。
- 随时让身体保持温暖，保持皮肤清洁，让肌肉得以放松；多听听柔和的音乐，看一些养心的书。
- 可进行静坐。断食期间，人的能量不能照顾较低层次的需要，而使大脑特别清醒，是最好的修身养性时机。
- 可进行体位法和简单运动（例如散步）以帮助排毒，但不要太疲劳，尽量多呼吸新鲜空气。

■ 断食的正常反应

- 身体不净时，会有渴、累、酸、体力不济等感觉。
- 胃肠功能不佳时，有饿的感觉。
- 身体健壮时，会有精神好、睡不着觉的现象。
- 身上毒素多时，有舌苔及口臭的现象。

■ 复食及复食的注意事项

复食的工作非常重要，若复食得好，效果加倍；反之，复食不好则没有效果，甚至具有反效果。

- 断食过程中不时地刮去有异味的舌苔。
- 喝大量的柠檬水（加盐效果更好），可加速清除体内的毒素。
- 喝完柠檬水后若胃肠不适，可喝些糖水或蜂蜜水调和一下。
- 吃早餐前，先吃些香蕉。香蕉为碱性食物且营养成分高，并具有清除异味、毒素及润肠的作用。
- 可能的话稍待些时间再吃早餐，过半小时左右即可。
- 早餐、午餐愈清淡愈好（避免让肚子一下子充满有毒素的、酸性的食物）。
- 断食后，要好好洗澡，将汗腺排出的毒素洗去。
- 喝完柠檬水后有时会连续上厕所，排出又臭又脏的大便（非腹泻）。

■ 断食的生理妙用

- 断食可给予整个身体系统一个休息和积聚力量

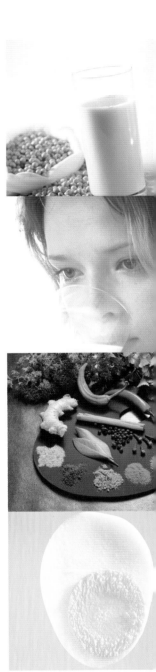

的机会。

●断食可使附着在所有器官组织内的有毒废物被分解及排出，使整个身体变得清洁。

●断食使皮肤看起来更清洁、红润，有助于缓解面疱、粉刺、皮肤传染病等皮肤问题。

●断食通过放松紧张的神经，可以消除一些人对烟、酒的欲望或者依赖。

●断食能够燃烧多余的脂肪，让肥胖的人减轻体重。

■ 断食的心理妙用

●断食可使心智清晰、感官敏锐、记忆增进。

●断食增强了人们的感觉敏锐度，可以激活人的创造力。

●断食能放松神经系统并消除焦虑，可以让人休息得更好，精力更加充沛。

■ 断食对于修身养性的益处

●断食期间是最好的静坐期，不需要耗费精力去消化食物，大脑变得清晰，多余的精力可以用来提升心智。比如说，瑜伽修行者进行断食不但可以保持身体健康，更可以达到更高的意识境界。

●断食可让人体会到生命不是只依靠食物，有规律的断食，甚至可以帮助有心向上的人养成好的习惯等。

2. 美腰美食战略，怎么吃都不会发胖

拥有完美身材是为了做最自信、健康的自己！所以，瘦身必须是理性的、健康的、自然的，我们要学会选择科学的瘦身食材。下面介绍一些既健康又有减肥和消除体内油脂作用的食物。可以多食用这些食物，当然要用清淡的烹饪手法。

■ 最有饱腹感的6种瘦身食材

纤维素高、脂肪量少、水分多的食物会给人饱足感，多吃饱足感强的食物更不容易觉得饿。在所有食物中，淀粉类食物的饱足感最强，比如土豆、番薯；蔬菜及蛋白质类食物次之，如鸡肉、鱼肉；水果类的食物饱足感大于脂肪类，如橘子、苹果的饱足感大于猪肉、牛肉。以下是为你精选的6种最容易令人产生饱足感的瘦身食材，让你减肥过程中也不会饿肚子。

苹果： 苹果含有柠檬酸、果酸、胡萝卜素等，是低热量食物，可以生吃，或者与芹菜、胡萝卜、菠萝榨汁喝。但是只吃苹果减肥的方法是不正确的，会造成营养不均衡，并且容易反弹。

番薯： 番薯纤维素丰富，容易让人有饱足感。营养学研究发现，适当食用番薯能预防心血管系统的脂质沉积，预防动脉粥样硬化，使皮下脂肪减少从而避免过度肥胖。

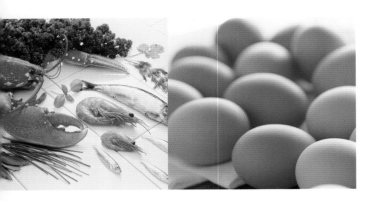

但要注意的是不可过多摄入番薯，否则会造成不易消化、腹胀、肠胃不适的症状。炸番薯条、煎番薯饼的含油量极高，不宜食用。

土豆：土豆热量低、纤维素高，且不含脂肪，吃了容易有饱足感，是减肥的好食材。蒸、煮、炖、红烧着吃都可以。但是土豆含有龙葵素，是一种有毒物质。一旦发芽，芽眼、芽根及变绿、溃烂的地方，龙葵素含量会急剧上升，千万不能食用。另外，炸薯条、炸薯块含油量高，不宜食用。

燕麦：燕麦含有不饱和脂肪酸与水溶性纤维素，可以降低血液中胆固醇与甘油三酯的含量，达到调脂减肥的效果，同时它还有抑制食欲的作用，加上食用后有饱足感，是减肥者的好食物。

魔芋：魔芋热量低，是减肥者的绝佳食品。并且魔芋有很好的吸水功能，煮汤、凉拌都可以，甚至可以制成果冻。但是超市卖的魔芋果冻往往添加了许多糖分，并不适合减肥者食用。

山楂：山楂主要含有山楂酸、柠檬酸、脂肪分解酸、维生素C等成分，具有扩张血管，改善微循环，降低血压，促进胆固醇排泄而降低血脂的作用。

■ 对便秘有效的7种瘦腰食材

大多数腰腹部肥胖的女性，都会有便秘的烦恼。个人体质、生活习惯和肠道内部细菌环境等都对便秘有着莫大的影响。现在我们就来仔细分析一下，便秘的原因到底是什么。

肠内细菌的不均衡：肠内有乳酸菌、大肠杆菌等对肠有帮助的"有益菌"，所有细菌种类能达到100～300种。肠内大概有100兆个菌，"有益菌"比"有害菌"的数量多时就会排便顺畅。相反，因生活压力等造成"有害菌"比"有益菌"的数量多时就会引起便秘。

食物纤维与水分不足：食物纤维与水分也是大便形成的来源。当肠道中缺少这些东西的时候大便就很难形成，即使排便，排出的也是硬硬的、一段一段的。因此不良的饮食习惯和每日饮水量不足，久而久之就会导致便秘的形成。

饮食的不规则：垃圾食物、洋式快餐、含糖量高的食物、肉等，如果经常吃这些东西的话，即使吃了

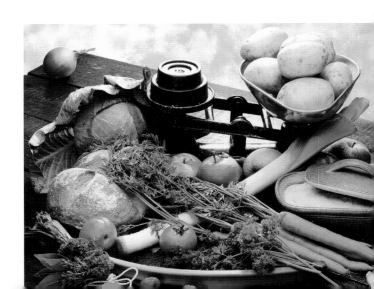

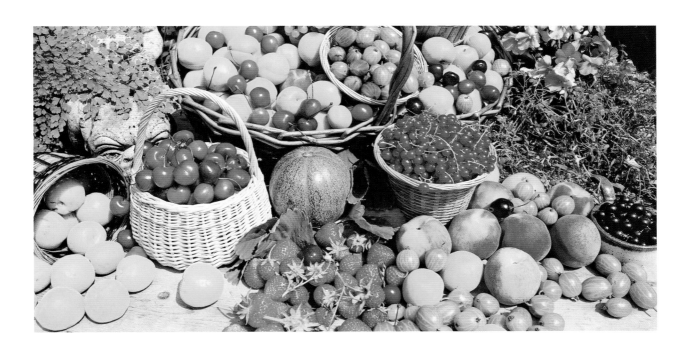

食物纤维也不能增加肠道内的"有益菌"，反而容易造成便秘。

食物纤维是解决便秘问题中不可缺少的，但要知道它与茼蒿等根系食物都有"不溶性"，所以在食用时要注意平衡度。多吃一些能促进肠胃蠕动的食物，改善便秘，小肚子自然就不会鼓鼓胀胀的。

酸奶：酸奶通过产生大量的短链脂肪酸，来促进肠道蠕动及菌体大量生长，以此改变渗透压从而防止便秘。

水分：从尿中所排出体外的水分一天约有1.5升，所以一天必须要喝1.5升以上的水。

纳豆：富含食物纤维，与富含消化酶的萝卜一起食用会有最佳效果。

香蕉：食物纤维和"有益菌的伙伴"——低级多糖的主要来源是香蕉，非常有助于消化。

香菇：具有消食、去脂降压等功效。其中所含的纤维素能促进胃肠蠕动，防止便秘，减少肠道对胆固醇的吸收。香菇还含有香菇嘌呤等物质，能促进胆固醇分解。常食香菇能降低总胆固醇及甘油三酯。

黄瓜：黄瓜清脆可口，具有清热、解渴、利尿作用。它所含的纤维素能促进肠道排出食物废渣，从而减少胆固醇的吸收。

冬瓜：冬瓜含有碳水化合物、蛋白质、多种维生素和矿物质，营养丰富。既可以用来煮汤，做冬瓜盅，也可以腌制成糖冬瓜，更可以入药治病，中医认为冬瓜味甘，性寒无毒。冬瓜有利尿、消肿、清热止渴、解毒、减肥等作用，治疗水肿腹胀效果尤为显著。

健康瘦秘诀

周末断食排毒法

★周末断食排毒法的基本原则：

（1）仅吃果汁或酸奶：断食期间，主要以酸奶搭配果蔬汁，当作一天的营养来源，其余食物不要吃。

（2）断食前应该减食：断食一般在周六进行。

（3）周日复食：以粥、味噌汤等清淡饮食为主。

（4）水分补充：一天所喝的水量要保持在1000～1500毫升，为了加速新陈代谢、提高断食排毒法的效果，可以饮用加有柠檬或橙汁的矿泉水。

★具体方案：

餐别饮食方案

周五（准备日）

　早餐——正常；

　中餐——正常，量减为七分饱；

　晚餐——尽量多吃绿色蔬菜，避免肉类及煎炸食物，量减五成。

周六（断食日）

　早餐——起床后空腹喝一杯温开水，再喝果蔬汁150毫升；

　中餐——温开水或果蔬汁150毫升；

　晚餐——果蔬汁150毫升；

　睡前可以吃些含有锌、氨基酸的营养补充剂。

周日（复食日）

　早餐——粥或味噌汤；

　中餐——正常，最好是流食，五分饱；

　晚餐——正常，五分饱。

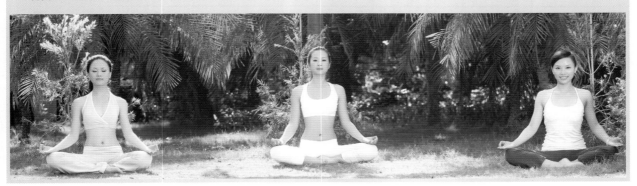

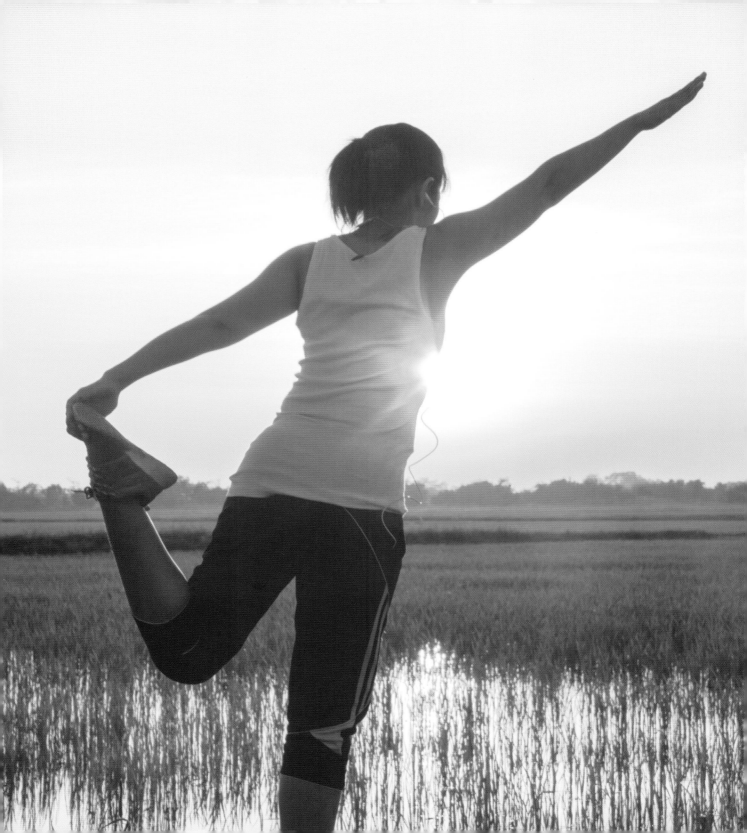